Naseem Jahan
Zeba Rahman Siddiqui

Gengiva Anexada

Naseem Jahan
Zeba Rahman Siddiqui

Gengiva Anexada

A barreira essencial para a saúde periodontal

ScienciaScripts

Imprint

Any brand names and product names mentioned in this book are subject to trademark, brand or patent protection and are trademarks or registered trademarks of their respective holders. The use of brand names, product names, common names, trade names, product descriptions etc. even without a particular marking in this work is in no way to be construed to mean that such names may be regarded as unrestricted in respect of trademark and brand protection legislation and could thus be used by anyone.

Cover image: www.ingimage.com

This book is a translation from the original published under ISBN 978-620-8-22583-4.

Publisher:
Sciencia Scripts
is a trademark of
Dodo Books Indian Ocean Ltd. and OmniScriptum S.R.L publishing group

120 High Road, East Finchley, London, N2 9ED, United Kingdom
Str. Armeneasca 28/1, office 1, Chisinau MD-2012, Republic of Moldova, Europe
Printed at: see last page
ISBN: 978-620-8-30546-8

Índice

INTRODUÇÃO

A mucosa oral é constituída por três zonas, nomeadamente a gengiva e o palato duro, denominadas mucosa mastigatória; o dorso da língua (mucosa especializada) e a membrana mucosa oral (mucosa de revestimento). A gengiva é uma parte da mucosa oral que cobre os processos alveolares dos maxilares e rodeia o colo dos dentes, estando anatomicamente dividida em gengiva livre, gengiva aderente e gengiva interdental.[1]

Orban descreveu pela primeira vez o termo gengiva aderente como a parte da gengiva que está firmemente ligada ao dente e ao osso subjacentes e que é pontilhada na superfície.[2]

A gengiva aderente é uma das partes anatómicas e funcionais mais importantes do aparelho de suporte dos dentes. Embora não existam dados literários suficientes sobre o papel da gengiva aderente na manutenção da saúde periodontal, a ausência ou a pequena largura da gengiva aderente pode levar a uma propagação mais rápida da inflamação em pessoas que não mantêm uma boa higiene oral.[3]

A gengiva aderente saudável é de cor rosa claro com uma área que é pontilhada. A gengiva aderente, juntamente com a mucosa palatina, é uma das pontas mastigatórias das membranas mucosas. Por estas razões, é coberta por epitélio queratinizado. Parte da gengiva aderida estava anexada aos dentes de cimento, enquanto a maior parte estava anexada ao osso alveolar.

Orban (1948) parece ter sido o primeiro a descrever o termo gengiva anexa, ele dividiu a gengiva em gengiva livre e gengiva anexa demarcada pelo sulco gengival livre. Segundo ele, o FGG está ao nível adequado do fundo do sulco gengival. De acordo com o glossário de termos periodontais (1972), a gengiva anexa é a porção de gengiva que se estende da base do sulco gengival até à junção mucogengival. De acordo com o Glossário de Termos (2001) da Academia Americana de Periodontologia, a gengiva aderida é a porção da gengiva que é firme, densa, pontilhada e firmemente ligada ao periósteo subjacente, ao dente e ao osso.

A gengiva aderida é uma forma de especialização adaptativa. É produzida pela elevação e depressão na superfície do tecido gengival.[4] Histologicamente, a gengiva aderida é mais adequada do que a mucosa não queratinizada para resistir a irritações mecânicas. O epitélio da gengiva aderida é queratinizado e tem cristas epiteliais finas e proeminentes. O tecido conjuntivo não contém fibras elásticas.[5]

O epitélio da gengiva anexa é de natureza queratinizada e tem cristas epiteliais proeminentes. Não existem fibras elásticas presentes no tecido conjuntivo. Estas caraterísticas são exatamente o oposto da histologia da mucosa alveolar. É revestida por quatro camadas. Estrato Basal, Estrato Espinhoso, Estrato Granuloso e Estrato Córneo.

A cor rosa-coral da gengiva aderente é determinada por factores como a espessura do epitélio, o fornecimento vascular e o grau de queratinização e a presença de pigmentação. As caraterísticas de firmeza da gengiva aderente são determinadas pela natureza colagenosa do tecido conjuntivo e pela sua aderência ao muco-periósteo subjacente. A papila alongada proporciona uma boa fixação mecânica e evita que o epitélio seja descolado sob forças de cisalhamento. Uma rede espessa de fibras de colagénio bem compactadas resiste à carga. Assim, a gengiva aderente pode suportar facilmente as forças de compressão e de cisalhamento.

A gengiva aderida desempenha um papel importante no suporte contra as forças fisiológicas exercidas pelas fibras musculares da mucosa alveolar sobre o tecido gengival. A largura da gengiva aderida é diferente em diferentes áreas da boca, sendo mais larga na região dos incisivos e mais estreita nos dentes posteriores. A largura da gengiva aderente é a distância entre a junção mucogengival e a projeção numa superfície externa do fundo do sulco gengival ou da bolsa periodontal. São utilizados vários métodos para determinar a largura da gengiva aderida, tais como o método visual, o método funcional, o método de coloração histoquímica, etc.

Durante o desenvolvimento dos maxilares e da dentição, a morfologia do complexo mucogengival sofre determinadas alterações. Estas alterações estão também associadas à posição dos dentes no alvéolo. Rose e App[6] assim como Bowers[7] observaram que a posição do dente na arcada tem impacto na largura da gengiva aderida. "O movimento dos dentes decíduos e permanentes durante o crescimento na direção lingual ou vestibular causa alterações na largura da gengiva aderida.[8] Um dente que é posicionado lingualmente após a erupção tem uma gengiva mais larga no lado vestibular, enquanto um dente em posição vestibular tem uma gengiva mais estreita do que os dentes normalmente posicionados.[9]

É a distância entre a junção mucogengival e a projeção na superfície externa do fundo do sulco gengival ou da bolsa periodontal. As funções da gengiva aderente dão apoio à gengiva marginal e ajudam a suportar as tensões funcionais da mastigação e da escovagem dos dentes. Fornece fixação ou uma base sólida para a mucosa alveolar móvel para a ação das bochechas, lábios e língua. Factores que afectam a largura da gengiva fixada - Fixação elevada do frénulo, inflamação recorrente, recessão, dentes mal posicionados, deiscência óssea.

É geralmente maior na região dos incisivos; 3,5 a 4,5 mm na maxila e 3,3 a 3,9 mm na mandíbula. A menor largura está na área do 1º pré-molar, 1,9mm na maxila e 1,8mm na mandíbula.[10]

A largura da gengiva anexa varia consideravelmente, indo de um a nove milímetros. A largura varia consoante a área de cada dente, é mais larga no maxilar superior do que no inferior e é mais estreita junto aos dentes de leite. O aumento da largura da gengiva aderente tem um papel importante na cirurgia plástica periodontal. Existem muito poucos estudos que examinaram a largura da gengiva anexa numa população periodontal saudável. A medição da largura da gengiva aderida ajudará a avaliar o risco de aparecimento e agravamento da doença periodontal numa população periodontalmente saudável.

A teoria de que uma certa quantidade de gengiva aderida à volta dos implantes tem várias razões (Glick e Co-workers 1997). A gengiva aderida ajuda a manter o conforto do paciente e a resistência ao trauma mecânico durante os procedimentos de higiene oral. Um epitélio não queratinizado pode não ser capaz de formar um epitélio juncional funcional. A mucosa alveolar, devido à sua natureza de movimento elástico, desafiaria constantemente o selamento epitelial à volta dos implantes. O prolapso dos tecidos pode ocorrer durante o ataque ou a remoção de componentes protéticos.

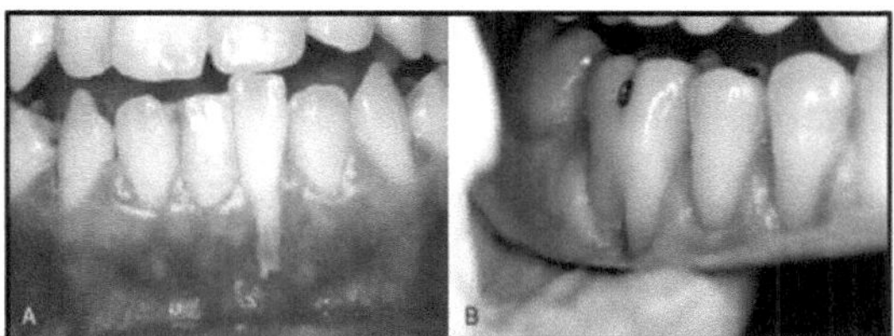

FIGURA-1 (A) Recessão gengival e inflamação extrema à volta de um incisivo central inferior.
FIGURA-1 (B) Recessão avançada da raiz mesial de um primeiro molar inferior.

A causa mais comum da recessão gengival e da perda de gengiva aderente são os hábitos de escovagem abrasivos e traumáticos. A anatomia óssea e dos tecidos moles da superfície facial e radicular da dentição é normalmente fina, especialmente na zona anterior. Os dentes posicionados facialmente podem ter um osso e gengiva ainda mais finos. Em muitos casos, as áreas têm uma ausência completa de osso sob o fino tecido gengival sobrejacente. Este defeito no osso é designado por deiscência. Esta situação anatómica, combinada com o trauma externo provocado por uma escovagem excessivamente zelosa, pode levar à perda de tecido gengival. A recessão do tecido gengival e do osso expõe a superfície cementária da raiz, o que resulta em abrasão e desprendimento da superfície cementária apicalmente à junção cemento-esmalte (JCE). O cemento é mais macio que o esmalte e é destruído antes da superfície de esmalte da coroa.

Técnicas para aumentar a gengiva anexada

Para simplificar e compreender melhor as técnicas e o resultado da cirurgia, são apresentadas as seguintes classificações:

• Aumento gengival apical à área de recessão. O tecido do enxerto do dador (ou seja, pedículo ou livre) é colocado num leito recetor apicalmente à margem gengival recessiva. Não é feita qualquer tentativa de cobrir a superfície radicular desnudada onde existe recessão gengival e óssea.

• Aumento gengival coronal à recessão (ou seja, cobertura da raiz). O tecido de enxerto do dador (ou seja, pedículo ou livre) é colocado cobrindo a superfície radicular desnudada. O alargamento apical e coronal da gengiva aderida melhora os procedimentos de higiene oral, mas apenas o último pode corrigir um problema estético. Para fins pré-protéticos, a combinação do alargamento da gengiva queratinizada apical e coronal à recessão pode satisfazer este objetivo. A consideração dos objectivos como apicais ou coronais, ou ambos, permite uma melhor compreensão das técnicas necessárias para atingir os objectivos.

O alargamento da gengiva anexa queratinizada (ou seja, apical ou coronal à área de recessão) pode ser realizado por várias técnicas. O tecido doador do enxerto pode ser um auto-enxerto gengival livre, um auto-enxerto de tecido conjuntivo livre ou um retalho pediculado lateral, que pode ser utilizado para qualquer um dos objectivos.

HISTÓRIA

Realizou um estudo clássico sobre a largura da gengiva aderente, num esforço para clarificar o significado de gengiva aderente adequada e inadequada. As suas observações foram que a largura,

> Varia em diferentes dentes e em diferentes indivíduos
> A largura média aumenta da dentição decídua para a permanente
> Varia de 1 mm a 9 mm, mais estreito nos pré-molares e caninos
> Não há diferença entre os sexos

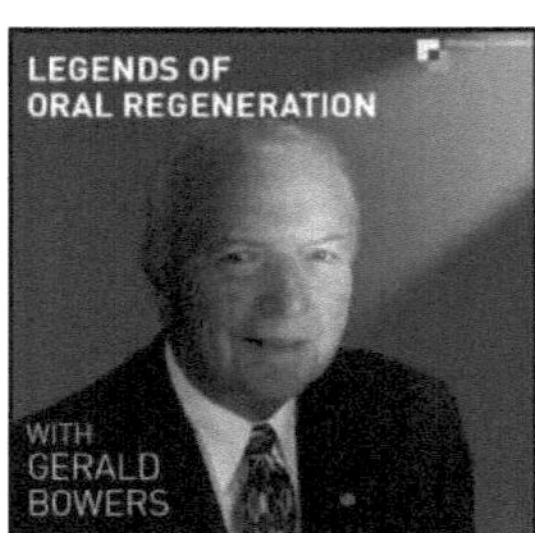

FIGURA-2

Os factores que afectam a largura incluem,

> Dentes mal posicionados
> Anexos frenais e musculares elevados
> Recessão gengival

As suas duas conclusões finais foram as seguintes,

> A gengiva pode ser mantida em saúde clínica com < 1 mm de gengiva aderida presente.
> É necessária alguma largura de gengiva aderente para a saúde oral.

Ambas as conclusões suscitaram controvérsia, o que suscitou novos estudos.

<u>AINAMO E LOE (1966)</u>

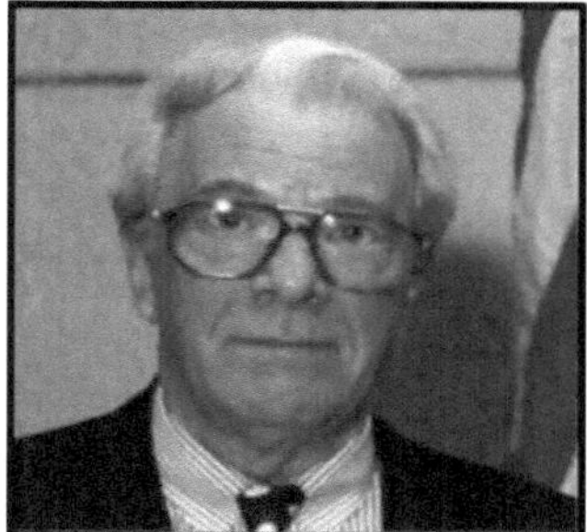

FIGURA-3

Efectuou um estudo para determinar a largura da gengiva aderente em dentes com recessão e comparou-a com dentes sem recessão. Não foi encontrada nenhuma diferença significativa. Postularam que a faixa de gengiva anexa se movia apicalmente com a recessão por algum mecanismo desconhecido.

<u>LANG E LOE (1972)</u>

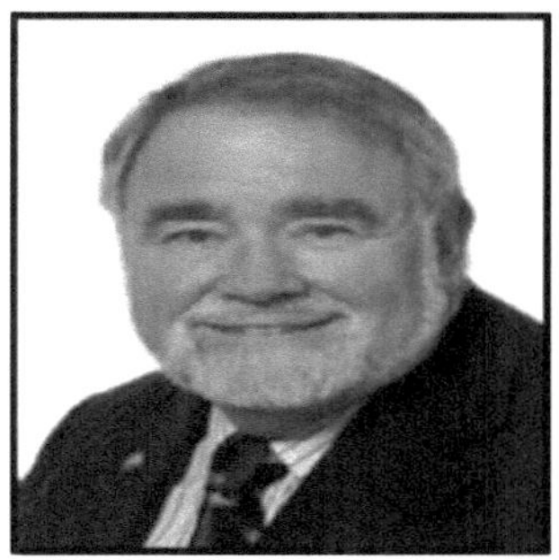

FIGURA-4

Relataram um estudo sobre a relação entre a largura gengival e a inflamação, num esforço para determinar a quantidade de gengiva adequada. Diferenciaram a gengiva queratinizada da gengiva aderida.

As suas observações indicam que a zona mais larga de gengiva aderente está presente no aspeto facial dos incisivos maxilares e mandibulares. A gengiva lingual é mais estreita na região anterior e mais larga na região posterior. Em 100% dos dentes com <2mm de tecido queratinizado, a inflamação e o exsudado gengival estavam presentes. Em 76% dos casos com > 2 mm de tecido queratinizado não havia exsudato gengival e a gengiva era clinicamente saudável.

Concluíram o estudo com a afirmação de que "2 mm de gengiva queratinizada com I mm de gengiva aderente é adequado para manter a saúde gengival".

HALL (1977)[23]

Acrescentou uma perspetiva diferente ao termo gengiva aderente adequada. Os factores críticos a considerar para determinar se a gengiva é adequada ou não são,

- Idade do doente
- Que dente está envolvido
- Problemas estéticos existentes / potenciais
- Existência de recessão e seus problemas estéticos e de sensibilidade
- Prática de higiene oral do paciente
- Presença / ausência de inflamação
- Presença / ausência de restauro
- Relação entre a gengiva e a crista alveolar
- Necessidades dentárias do paciente
- Conformidade do paciente

Uma faixa adequada de gengiva aderida pode ser definida como "a quantidade de gengiva que é suficiente para prevenir a recessão, na opinião do médico dentista individual após consideração da idade do paciente, potenciais problemas estéticos, higiene oral e necessidades dentárias do paciente". Uma gengiva fixada de forma inadequada seria então aquela que não o poderia fazer. O julgamento clínico é fundamental para estas definições.

MIYASATO et al (1977):- Comparou-se o estado gengival de 16 profissionais de medicina dentária com gengiva aderente adequada e gengiva aderente mínima. O índice gengival foi comparado em 6 indivíduos com locais contralaterais com gengiva inadequada e adequada após um período de 25 dias sem higiene oral nos locais. O resultado foi que não se registou qualquer diferença significativa no índice gengival em indivíduos com gengiva fixada mínima ou gengiva fixada adequada. Após um período sem higiene oral, não houve diferença significativa entre o índice gengival e a pontuação da placa em áreas com gengiva aderida estreita ou larga. A conclusão foi que é possível alcançar a saúde gengival mesmo na ausência de gengiva aderida adequada.[24]

WENNSTROM E LINDHE ANIMAL STUDIES (1983):- 7 cães beagle, 4 unidades dentogengivais diferentes com diferentes larguras de gengiva aderente criadas, seguidas de 40 dias de acumulação de placa bacteriana. O resultado foi que as investigações clínicas e histológicas não revelaram quaisquer diferenças na extensão da inflamação. A conclusão foi que as unidades gengivais com ausência de gengiva aderente são mais susceptíveis à inflamação do que aquelas com uma zona larga de gengiva aderente.[25]

WENNSTROM (1987):- 5 anos de monitorização de 26 locais privados de gengiva aderente comparados com 12 locais de controlo com gengiva aderente adequada. O resultado foi que 7/26 locais de teste mostraram um ligeiro aumento da gengiva aderida, 2 locais mostraram uma redução da gengiva aderida e 3 locais de controlo mostraram uma redução da gengiva aderida. A conclusão foi que, com um bom controlo da placa bacteriana, a gengiva aderente não resultou em recessão gengival.

REVISÃO DA LITERATURA

Bhatia G, Kumar A, Khatri M, Bansal M, Saxena S (2015)[11] efectuou um estudo para avaliar a largura da gengiva aderente a meio da boca em indivíduos de quatro grupos etários diferentes. Este estudo também avaliou a diferença entre os métodos visuais e histoquímicos na identificação da junção mucogengival para calcular a largura da gengiva aderida. O resultado mostrou que a largura da gengiva aderida aumenta com a idade, e não houve diferença significativa na largura da gengiva aderida por ambos os métodos. Concluíram que a largura da gengiva aderida varia em diferentes áreas da boca e também aumenta com a idade, sem diferença significativa no método de avaliação.

Chandulal D, Jayshri W, Bansal N (2016)[12] concebeu um estudo para determinar os valores normais da largura da gengiva aderente numa subpopulação indiana. Foi selecionado um total de 240 indivíduos com tecido gengival saudável. A largura da gengiva aderida (WAG) foi medida. O resultado mostrou que os valores médios da gengiva aderente variavam em diferentes áreas da boca. A largura da gengiva aderente aumenta com o aumento da idade e verifica-se que é maior nas mulheres do que nos homens. Concluíram que a WAG varia com a idade, género e em diferentes áreas da boca. Devem ser efectuados mais estudos em indivíduos periodontalmente saudáveis de diferentes populações para determinar o valor da WAG e considerá-la adequada ou inadequada, ajudando assim a formar um melhor plano de tratamento.

Pejcic A S, Obradovic R R, Mirkovic D S (2017)[3] realizaram um estudo para avaliar a largura da gengiva aderente através de vários métodos. A largura da gengiva anexa foi medida utilizando uma sonda periodontal em indivíduos periodontalmente saudáveis. A medição foi efectuada no Departamento de Periodontologia e Medicina

Oral da Clínica de Medicina Dentária da Faculdade de Medicina da Universidade de Nis. Foi efectuada uma análise estatística descritiva para determinar os valores médios da gengiva aderente, que representarão o valor normal da largura da gengiva aderente para pessoas com periodonto saudável. O resultado mostrou que a maior largura da gengiva aderente foi encontrada em indivíduos com idades compreendidas entre os 15 e os 30 anos, principalmente na população feminina, e concluiu que a largura da gengiva aderente varia de acordo com a idade e o sexo da pessoa, e de acordo com o local na cavidade oral.

Adesola U K, Okhiabigie A P, Adeola A, Omowunmi A P e Ayodeji T O (2018)[13] avaliaram os valores de referência da largura da gengiva anexa e da profundidade do sulco gengival numa população nigeriana saudável. Havia 73 indivíduos (representando as mulheres (n = 54) e os homens (n = 19) que representavam uma população saudável. Os resultados mostraram que a largura gengival média anexa era de 3,26 (DP 0,96) mm e tinha uma grande variação em diferentes regiões da boca. Ela foi maior nos incisivos centrais superiores e menor nos primeiros pré-molares inferiores. Não foram observadas associações significativas entre a largura gengival anexa e a idade ou o género. A profundidade média do sulco gengival foi de 1,33 (DP 0,36) mm. Houve uma correlação fraca, mas negativa, entre a largura gengival anexa e a profundidade do sulco gengival. Concluíram que este estudo definiu valores de referência para a largura gengival e profundidade do sulco gengival e pode ajudar a identificar indivíduos em risco de doença periodontal.

Joshi P, Dave B, Bargale S, Poonacha KS, Thomas P, Tailor B (2018)[15] teve como objetivo determinar a presença ou ausência de pontilhado gengival entre crianças de 4-8 anos de idade. O estudo proposto foi conduzido como um estudo observacional.

Foram incluídas no estudo 600 crianças entre a idade cronológica de 4-8 anos. Os resultados mostraram que 151 (51,2%) crianças do sexo masculino e 156 (51,1%) do sexo feminino apresentavam stippling. O pontilhado (visual) foi observado em 307 (51,2%) crianças. Concluíram que o pontilhado gengival era visto como uma caraterística normal tanto no sexo masculino como no feminino.

Jung RE, Ioannidis A, Hammerle CHF, Thoma DS (2018)[191] reviram e concluíram que o processo de decisão clínica para a preservação do rebordo alveolar na zona estética começa antes da extração do dente e sempre que um dente com falha pode ser substituído por um implante 0-2 meses após a extração do dente, não está indicada a preservação do rebordo alveolar. As únicas exceções são os casos com defeitos nos tecidos moles na altura da extração do dente.

Chacko L, Singh S, Choudhary M T V K e Prajapati A (2019)[14] realizaram um estudo para avaliar o meio bucal completo e avaliar a diferença no método visual e histoquímico na identificação da junção mucogengival para calcular a largura da gengiva anexa. Foi incluída uma amostra de 80 pacientes divididos em quatro grupos etários e cada grupo foi avaliado quanto à largura médio-bucal da gengiva aderida, utilizando o método histoquímico e o corante para identificação da junção mucogengival. Os resultados mostraram que a largura aumenta com a idade e não houve diferença significativa na largura pelos dois métodos. Concluíram que a largura da gengiva aderida varia em diferentes áreas da boca, com o máximo nos incisivos e o mínimo nos pré-molares, e também aumenta com a idade, sem diferença significativa no método de avaliação.

Chambrone L, de Castro Pinto RCN, Chambrone LA (2019)[192] afirmaram que todos os principais procedimentos de cirurgia plástica periodontal levam a melhorias nos parâmetros clínicos iniciais, mas os enxertos de tecido conjuntivo subepitelial, isoladamente ou associados a retalhos coronalmente avançados, resultam em cobertura radicular completa superior, estabilidade a longo prazo e maior aumento de tecido queratinizado. Acrescentaram que os retalhos coronalmente avançados proporcionam resultados satisfatórios e são adequados para utilização como procedimentos secundários/alternativos aos enxertos de tecido conjuntivo subepitelial.

Tovarovic L, Milinkovic I (2019)[193] teve como objetivo avaliar as caraterísticas de uma cicatriz pós-cirúrgica após o tratamento de recessão gengival usando o índice de cicatrização da mucosa (MSI), selecionando 10 fotografias padronizadas e calibradas do local pós-cirúrgico, tiradas 3-6 meses após o procedimento cirúrgico que incluiu a avaliação de seis parâmetros: aparência da cicatriz, comprimento da cicatriz, marcas de sutura, contorno, cor e aparência geral. 30 profissionais divididos em três grupos realizaram a análise das cicatrizes: 10 estudantes de odontologia (S), 10 residentes de periodontia e medicina oral (SS) e 10 especialistas em periodontia (SP): S: $3{,}63 \pm 2{,}71$, SS: $3{,}63 \pm 2{,}83$ e SP: $3{,}12 \pm 2{,}75$. Não houve diferença entre os valores de MSI obtidos nos três grupos (p=0,544) e devido aos valores de MSI semelhantes entre todos os grupos, e concluíram que a aplicação deste índice, a avaliação estética da cicatriz pós-cirúrgica após o tratamento da recessão gengival pode ser feita de forma rápida e simples.

Pradhan S, ShresthaB (2020)[16] avaliou a largura da gengiva aderente em adultos e correlacionou-a com a manutenção da higiene oral e a inflamação gengival. 85 pacientes de 20-40 anos que visitam o consultório dentário com periodonto saudável.

O índice de placa (IP) e o índice gengival (IG) foram registados. A junção mucogengival foi determinada por método visual e funcional. A largura da gengiva queratinizada (KGW) e a profundidade da bolsa de sondagem (PPD) foram registadas e a largura da gengiva aderente (AGW) foi calculada como (KGW-PPD). O resultado mostrou que 85 pacientes foram incluídos neste estudo. Do total, 48,23% tinham AGW. Concluíram que a correlação entre a largura da gengiva aderida e a gravidade da inflamação gengival e o índice de placa não foi estatisticamente significativa. No entanto, o índice gengival médio e a pontuação do índice de placa foram maiores para a largura da gengiva anexa inferior a 1 mm.

Choi J J E, Zwirner J, Ramanil R S, Ma S, Hussaini H M, Waddell J N, Hammer N et al (2020)[17] teve como objetivo investigar as propriedades de carga-deformação dos tecidos da mucosa oral humana embalados por Thiel e comparar três regiões anatómicas diferentes em termos de caraterísticas mecânicas, histológicas e ultra-estruturais, com enfoque na matriz extracelular. Trinta espécimes de três regiões diferentes da cavidade oral: gengiva anexa, mucosa bucal e palato duro foram colhidos de dois cadáveres embalados por Thiel. Foram obtidas propriedades mecânicas, combinando a avaliação da deformação e a correlação de imagens digitais numa abordagem normalizada. O módulo elástico, a resistência à tração, a deformação na carga máxima e a deformação até à falha foram calculados e analisados estatisticamente. Foram também analisadas subamostras utilizando microscopia eletrónica de varrimento (SEM) e análise histológica. O resultado obtido foi que o módulo de elasticidade mais elevado, de 37,36 ± 17,4 MPa, foi encontrado no grupo da gengiva aderida, seguido do palato duro e da mucosa bucal. Os módulos elásticos da gengiva aderida diferiram significativamente da mucosa bucal e do palato duro. No entanto, não houve diferença nos módulos de elasticidade entre a mucosa bucal e o palato duro. A resistência à tração do tecido tem uma diferença significativa entre o grupo da gengiva e a mucosa bucal ou o palato duro. Não foi encontrada diferença na resistência média à tração entre a mucosa bucal e o palato duro. As imagens ultra-estruturais forneceram uma base morfológica para as várias propriedades mecânicas encontradas intra-oralmente; a gengiva aderida mostrou uma rede de fibras de colagénio unidirecional, ao passo que a mucosa bucal e o palato duro mostraram uma rede multidirecional, mais propensa a falhas por tensão e com menor elasticidade. Concluíram que este é o primeiro estudo que avalia as várias relações morfológico-mecânicas dos tecidos moles intra-orais, utilizando tecidos embalsamados de Thiel, e sugeriram que os tecidos de diferentes regiões intra-orais apresentavam vários comportamentos morfológico-mecânicos, o que também foi confirmado na MEV e na análise histológica.

Rakasevic DL et al (2020)[194] avaliaram a eficácia clínica e o resultado estético da matriz de colagénio dérmico derivada da porcina em comparação com o enxerto de tecido conjuntivo no tratamento de recessões gengivais adjacentes múltiplas (MAGR), 6 e 12 meses após a cirurgia, selecionando 20 pacientes com MAGR tipo I bilateral, foram tratados aleatoriamente com matriz de colagénio dérmico derivado da porcelana (local de teste) ou enxerto de tecido conjuntivo (local de controlo) em combinação com uma técnica de túnel coronalmente avançada modificada e 6 e 12 meses após a cirurgia, ambos os grupos obtiveram melhorias significativas em todos os parâmetros clínicos em comparação com a linha de base, sem diferenças estatisticamente significativas entre os grupos. A alteração média do recobrimento radicular (Δ12m - 6 m) foi estatisticamente significativa entre os grupos em relação ao enxerto de tecido conjuntivo, e o dobro dos pacientes exibiu um recobrimento completo de todas as recessões no grupo de controlo do que no grupo de teste e concluiu que a matriz de colagénio dérmico derivado da porcelana combinada com uma técnica de túnel coronalmente avançada modificada resultou em resultados clínicos e estéticos satisfatórios, que foram semelhantes aos do enxerto de tecido conjuntivo.

Singh AK, Mali DK(2020)[195] compararam a técnica de eversão do periósteo (PET) com a técnica de enxerto de tecido conjuntivo subpedicular (SPCTGT) para o recobrimento radicular de recessões gengivais, selecionando 10 pacientes com recessões gengivais bilaterais de classe I e II de Miller. O lado esquerdo ou direito foi distribuído aleatoriamente pelo grupo PET e pelo grupo SPCTGT. Antes e depois de 1 ano de cirurgia, a profundidade da recessão gengival (DGR), a largura da gengiva queratinizada (WKG), a largura da gengiva aderida (WAG) e a profundidade de sondagem (PD) foram medidas e comparadas e os resultados mostraram que a média pré e pós da PET e da SPCTGT mostrou uma diminuição (melhoria líquida) na DGR, PD e um aumento (melhoria líquida) na WKG e WAG. A PET mostrou uma diminuição de 19,8% e 42,9% na DGR e PD; e um aumento de 17,2% e 12,5% no WKG e WAG, respetivamente, em comparação com a SPCTGT, concluindo-se que ambas as modalidades foram eficazes no tratamento do recobrimento radicular de recessões gengivais. No entanto, a PET foi considerada mais eficaz do que a SPCTGT.

Zucchelli G, Tavelli L, McGuire MK, Rasperini G, Feinberg SE, Wang TH et al. (2020)[196] reviu e apoia a utilização de enxertos autólogos de tecidos moles para a reconstrução cirúrgica plástica periodontal e peri-implantar para a saúde e estética dos tecidos moles. De acordo com estes autores, as técnicas baseadas em enxertos proporcionam a maior previsibilidade do tecido conjuntivo para alcançar uma cobertura completa da raiz (ou cobertura de deiscência de tecido mole) juntamente com resultados estéticos elevados.

Jennes M E, Saehse C, Flügge T, Preissner S, Heiland M e Nahles S (2021)[18] concebeu um estudo para avaliar as diferenças relacionadas com o género e a idade na largura da gengiva anexa (WAG), o comprimento da coroa clínica (CCL) e a sua inter-relação nos dentes anteriores para determinar a relação entre a estética rosa e branca. Oitenta participantes caucasianos totalmente dentados com idades entre os 20 e os 25 anos e 36 probandos com idades entre os 45 e os 55 anos foram incluídos no presente estudo. O CCL dos caninos maxilares e mandibulares, bem como dos incisivos centrais da maxila e da mandíbula, foi determinado com um paquímetro deslizante dentário, medindo a partir da margem média da gengiva no seu ponto mais profundo até ao bordo incisal. O WAG foi efectuado através da inserção de uma sonda periodontal no sulco gengival no meio da superfície vestibular para medir primeiro a profundidade da bolsa de sondagem. Os resultados mostraram que não houve correlação entre o CCL e o WAG num periodonto saudável. O género influenciou o CCL, com os homens a terem dentes significativamente mais compridos do que as mulheres, tanto na maxila ($P \leq 0{,}01$) como na mandíbula ($P \leq 0{,}05$). A idade não influenciou significativamente o CCL nem no maxilar superior ($P = 0{,}06$) nem no inferior ($P = 0{,}33$). Concluíram que o presente estudo observacional demonstrou que os valores médios de coortes com grupos etários e géneros mistos não devem ser considerados quando se tenta determinar as relações ideais entre a estética rosa e branca, uma vez que as análises estatísticas mostraram diferenças significativas.

Rana MF (2021)[197] reviu a literatura atual sobre os princípios básicos da cirurgia plástica periodontal e o seu papel integral na melhoria do resultado da regeneração periodontal, utilizando o termo MESH, tendo sido efectuada uma pesquisa eletrónica na base de dados PubMed. Os artigos obtidos foram analisados com base nos critérios de seleção. Foram incluídas revisões sistemáticas e séries de casos. A revisão está dividida em três componentes principais: a) Critérios clínicos de seleção b) Princípios biológicos para promover a regeneração c) Seleção dos materiais regenerativos Os resultados mostraram que os critérios clínicos de seleção e os cuidados pós-operatórios são um elemento fundamental para obter resultados óptimos. Não só a compreensão do tamanho, tipo, natureza e conhecimento básico da anatomia em torno do defeito orienta o operador para a seleção do desenho do retalho e do material de regeneração, como também desempenha um papel importante na previsão dos resultados.

Holtzman LP, Blasi G, Rivera E, Herrero F, Downton K, Oates T (2021)[198] avaliou o impacto da espessura dos tecidos moles (STT) no recobrimento radicular obtido com diferentes procedimentos de cirurgia plástica periodontal através de uma pesquisa eletrónica nas principais bases de dados (PubMed, Embase, Web of Science). Foram elegíveis estudos prospectivos em humanos com pelo menos 6 meses de seguimento e com uma medição numérica da espessura gengival na linha de base. Apenas foram considerados os estudos que incluíam pacientes não fumadores. As variáveis incluíram abordagem cirúrgica, caraterísticas dos participantes, factores anatómicos locais e tempo de seguimento. O resultado primário foi a percentagem média de cobertura radicular (%RC) alcançada, e a cobertura radicular completa foi um resultado secundário. Foram incluídos 42 estudos (35 ensaios clínicos aleatorizados, 5 séries de casos, 1 estudo de coorte prospetivo e 1 ensaio clínico controlado). Os resultados mostraram que a %RC não estava significativamente associada *(P = 0,267)* à espessura dos tecidos moles na linha de base; no entanto, existia uma relação inversa significativa *(P = 0,031)* entre a STT e a %RC após 12 meses de seguimento. A análise de subgrupo mostrou que, para a ausência de enxerto, existia uma relação positiva significativa (*P* = 0,025) entre o STT e a %RC, com a exclusão do único estudo outlier baseado no STT, e concluiu que o STT desempenha um papel limitado na previsão do recobrimento radicular em todas as abordagens; quando são efectuados retalhos sem enxerto, o efeito do STT é mais crítico.

Sreeja S S, Bhandary R, BhatA R, Venugopalan G, Ivaturi M S S (2022)[19] teve por objetivo avaliar uma inter-relação entre a espessura da gengiva aderente, o eritema e a higiene dentária. Uma inter-relação entre a altura vestibular, a espessura da gengiva aderente e a higiene dentária. Foram inquiridos 150 indivíduos para obter informações. A espessura da gengiva aderida e a altura vestibular foram avaliadas em seis dentições anteriores por meio de método funcional. Concluíram que uma quantidade adequada de gengiva aderente é essencial para manter a saúde gengival e a higiene oral geral, enquanto a profundidade do vestíbulo não mostrou qualquer associação com a manutenção da higiene oral.

Baghele O M, Bezalwar K V (2022)[20] avaliou a prevalência de dentes sem MGJ clinicamente detetável no aspeto bucal dos processos alveolares dentados. Foram incluídos no estudo pacientes periodontalmente saudáveis e doentes com idades compreendidas entre os 18 e os 50 anos. A deteção do MGJ foi efectuada através do método visual, teste de tensão, método da sonda rolante e solução de iodo de Lugol, e a confirmação de quaisquer dois métodos foi considerada para a ausência de MGJ. A etiologia da ausência de MGJ (recessão gengival, bolsa até MGJ, trauma, fixação frenal anormal, mau posicionamento do dente, hábitos anormais, abrasão severa, etc.) também foi avaliada. Os resultados foram obtidos num total de 130 indivíduos (3637 dentes), dos quais 32 (24,6%) indivíduos não apresentavam um MGJ clinicamente detetável. Em todos os indivíduos, em média, cada indivíduo tem 28 dentes e, do total de 3637 dentes analisados, apenas 91 (2,5%) dentes não apresentavam JMD detetável. Concluíram que quase 25% da população pode apresentar um dente ou alguns dentes sem um MGJ clinicamente detetável. A prevalência de dentes sem um MGJ clinicamente detetável por boca é muito baixa, 0,7

Aspalli S , Monisha V R, Desai A, Mahapatra P, Krishna S G S (2022)[21] teve como objetivo avaliar 1) as variações no biótipo da gengiva em relação à idade, sexo e arcada dentária em dentes anteriores (utilizando limas k). 2) Avaliar a largura da gengiva aderida em dentes anteriores (utilizando uma abordagem de medição). Foram selecionados 50 participantes com idades compreendidas entre os 18 e os 50 anos, com bom estado de saúde geral e sem perda de aderência, que foram divididos em 2 grupos. O Grupo A é constituído por 25 participantes com idades compreendidas entre os 19 e os 35 anos e o Grupo B é constituído por 25 participantes com idades compreendidas entre os 36 e os 55 anos. A largura da gengiva aderida (WOA) e o biótipo gengival foram comparados e avaliados entre o género feminino e masculino e entre a arcada mandibular e a arcada maxilar. Os resultados mostraram que a largura da gengiva aderida e o biótipo gengival diminuíram significativamente com a idade em ambas as arcadas. A gengiva era mais espessa na arcada maxilar em comparação com a arcada mandibular e a maior largura da gengiva anexa foi observada no sexo feminino e o biótipo gengival foi maior no sexo masculino do que no feminino. No presente estudo, concluiu-se que a largura da gengiva aderida (WOA) e o biótipo gengival variam em função da idade, do género e da localização da arcada.

Sordahl A J , Verket A (2022)[199] realizaram um estudo para comparar o resultado estético/clínico julgado pelo paciente e por um dentista utilizando a pontuação estética do recobrimento radicular e também para avaliar a correlação entre os resultados relatados pelo paciente, a pontuação estética do recobrimento radicular e os parâmetros clínicos após o tratamento de defeitos de recessão, selecionando 34 indivíduos para pontuar o resultado do tratamento de acordo com a pontuação estética do recobrimento radicular, que, posteriormente, também foi classificado profissionalmente por um dentista. Além disso, os indivíduos responderam a um questionário sobre a satisfação do paciente. Os resultados não revelaram diferenças estatisticamente significativas entre a classificação estética do recobrimento radicular atribuída pelo paciente e pelo profissional e concluíram que a maioria dos indivíduos estava satisfeita com o resultado do tratamento e que a maioria teria sido submetida novamente ao tratamento.

Kumar A, Kumari R, Kumari S, Agarwal A, Nabi A T, Banarjee A (2023)[22] tinha como objetivo avaliar a largura da gengiva aderente, bem como determinar a profundidade do sulco gengival em indivíduos adultos da Índia Oriental. A largura da gengiva aderida e a profundidade do sulco foram determinadas por um método visual, utilizando uma sonda periodontal de William. Havia 120 indivíduos (60 do sexo masculino) e 60 (do sexo feminino) que representavam uma população saudável de estudantes universitários, estagiários e estudantes de pós-graduação do Buddha Institute of Dental Sciences and Hospital e os pacientes que se apresentavam no OPD do Instituto. Os resultados mostraram as maiores larguras de gengiva aderente nos incisivos centrais das arcadas maxilar (3,22±0,59) e mandibular (2,18±0,50), respetivamente. O presente estudo não encontrou diferenças significativas na largura média da gengiva aderida das arcadas maxilar e mandibular entre os indivíduos do sexo masculino e feminino. A profundidade média do sulco gengival registada no presente estudo foi de 1,04±0,13 mm. Esta não foi significativamente associada à idade ou ao género. O valor médio para a maior profundidade dos sulcos gengivais para o primeiro molar superior foi de 1,07 ± 0,23 mm e para os incisivos laterais das arcadas mandibulares foi de 1,05 ± 0,19 mm, respetivamente. Concluem que este estudo definiu valores de referência para a largura da gengiva anexa e a profundidade do sulco na população da Índia Oriental. Isto ajudaria a determinar o desvio em relação ao normal nesta população e pode ajudar a identificar indivíduos em risco de doença periodontal.

ANATOMIA

A gengiva é o tecido mole que envolve os dentes e que é contínuo com a mucosa da

cavidade oral; esta junção é designada por junção mucogengival. Em comparação

com os tecidos moles que revestem os lábios e as bochechas, a maior parte da

gengiva está firmemente ligada ao osso subjacente, o que ajuda a resistir à fricção dos

alimentos que passam sobre ela.[26]

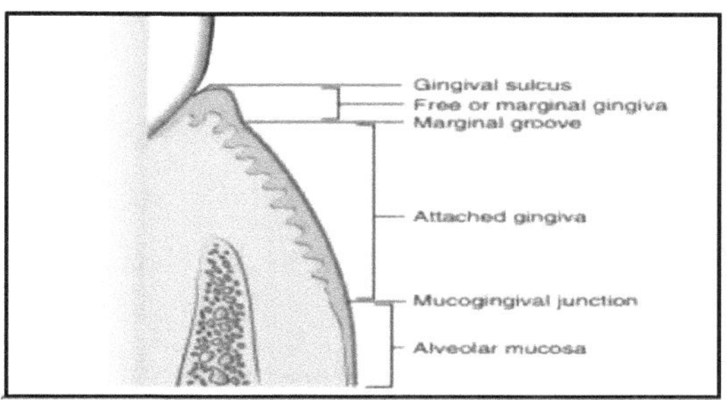

FIGURA-5 DIAGRAMA MOSTRANDO OS PONTOS DE REFERÊNCIA ANATÓMICOS DA GENGIVA.

TIPOS DE GINGIVA - A gengiva está dividida anatomicamente em áreas marginais,
anexas e interdentais.

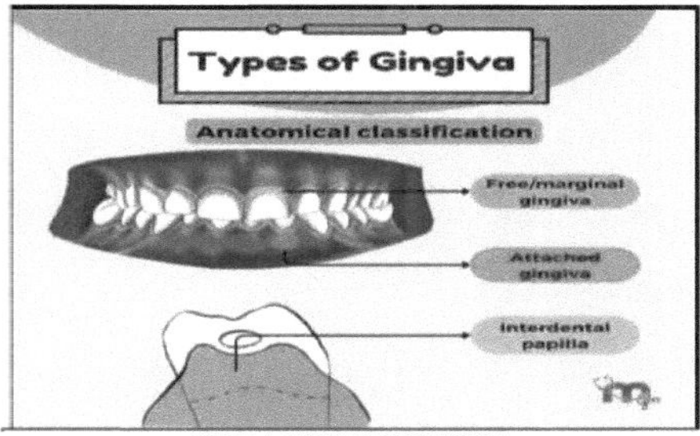

FIGURA-6 TIPOS DE GENGIVA

Gengiva marginal: A gengiva marginal é a borda terminal da gengiva que envolve

os dentes em forma de colarinho. É demarcada da gengiva adjacente e aderente por

uma depressão linear pouco profunda, o sulco gengival livre. Normalmente com cerca de 1 mm de largura, forma a parede de tecido mole do sulco gengival. A gengiva marginal é suportada e estabilizada pelas fibras gengivais.[27]

Gengiva anexa: A gengiva anexa é contínua com a gengiva marginal. É firme, resiliente e está firmemente ligada ao periósteo subjacente do osso alveolar. O aspeto facial da gengiva anexa estende-se até à mucosa alveolar relativamente solta e móvel, da qual é demarcada pela junção mucogengival. A gengiva aderida pode apresentar-se com pontilhado superficial.[28,29]

Gengiva interdental: A gengiva interdentária ocupa o espaço gengival, que é o espaço interproximal por baixo da área de contacto com os dentes. A gengiva interdental pode ser piramidal ou ter uma forma de "col". A gengiva anexa é resistente às forças mastigatórias e está sempre queratinizada.[30,31]

A espessura da porção gengival queratinizada pode ser avaliada medindo a distância entre a gengiva marginal e a JMg. A profundidade sulcular pode ser avaliada como um intervalo que se estende desde a margem gengival até à base da fenda da gengiva. A espessura da gengiva anexa pode então ser determinada com a ajuda destas medições como a discrepância entre a profundidade do sulco e a espessura do tecido gengival queratinizado.[32] A porção gengival queratinizada pode ser avaliada clinicamente puxando os lábios para delinear a junção mucogengival e, se a gengiva marginal for móvel, a quantidade de gengiva queratinizada determinada é considerada inadequada.

Outra caraterística importante da gengiva aderida é a textura pontilhada da sua superfície, que se assemelha a uma casca de laranja. O pontilhado varia com a idade, estando ausente na infância, aumentando até à idade adulta e desaparecendo frequentemente nos idosos (Fiorellini et al., 2012).

O pontilhado é proeminente nas superfícies labiais, parece ser uma forma de especialização adaptativa para a função, e parece ser produzido por elevações e depressões arredondadas alternadas no epitélio gengival (Fiorellini et al., 2012). A textura pontilhada parece coincidir com a intersecção das cristas epiteliais com o tecido conjuntivo subjacente. Além disso, um periodonto saudável é caracterizado por uma profundidade do sulco gengival de 2-3 mm (Fiorellini et al., 2012).

A mucosa oral é constituída por três zonas, nomeadamente a gengiva e o palato duro, designados por mucosa mastigatória; o dorso da língua (mucosa especializada) e a mucosa oral (mucosa de revestimento).

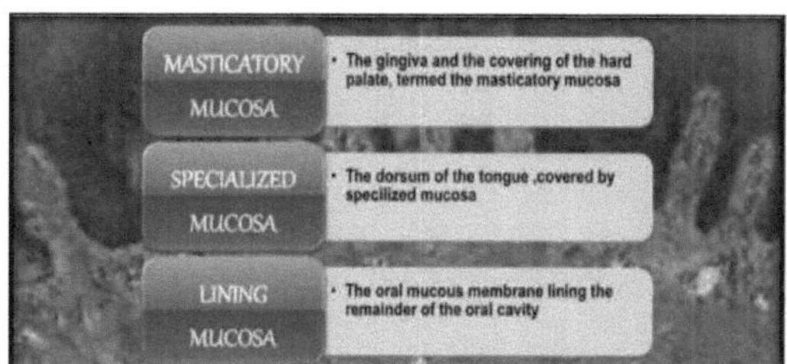

FIGURA-7 MUCOSA ORAL

Macroscopicamente, a gengiva é dividida em áreas marginais, anexas e interdentais. Orban descreveu pela primeira vez o termo gengiva aderida como a parte da gengiva que está firmemente ligada ao dente e ao osso subjacentes e é pontilhada na superfície.[2]

De acordo com Orban (1948) e Sicher, a cavidade oral é revestida por três tipos diferentes de mucosa. A mucosa mastigatória, que inclui a cobertura do palato duro e da gengiva do processo alveolar, a mucosa de revestimento, que inclui a cobertura dos lábios, das bochechas e do fórnix vestibular, e a mucosa especializada, que cobre o dorso da língua. Cada uma destas mucosas orais tem o seu próprio significado clínico. Anatomicamente, a gengiva divide-se em três partes distintas: gengiva livre, gengiva aderente e gengiva interdental. A gengiva aderida é uma parte da gengiva queratinizada que ajuda o periodonto a aumentar a resistência a lesões externas e contribui para a estabilização da margem gengival contra forças de fricção e também ajuda a dissipar as forças fisiológicas que são exercidas pelas fibras musculares da mucosa alveolar sobre os tecidos gengivais.

No início dos anos 80, **Wennstrom et al**. relataram uma série de experiências bem concebidas para provar que a largura da gengiva aderida tem pouco papel na manutenção da saúde periodontal.[33] É demarcada pelo espaço entre a junção mucogengival e a projeção na superfície externa do fundo do sulco gengival ou da bolsa periodontal. Segundo o glossário de termos periodontais (1972) Gengiva anexa é a porção de gengiva que se estende da base do sulco gengival até a junção mucogengival. **Orban** (1948) parece ter sido o primeiro a descrever a gengiva anexa, dividiu a gengiva em gengiva livre e gengiva anexa demarcada pelo sulco gengival livre (FGG), segundo ele, o FGG está ao nível adequado do fundo do sulco gengival. **Ainamo e Loe** (1966) realizaram um estudo que demonstrou que o FGG estava presente apenas num terço dos casos examinados, pelo que não era razoável assumir que o FGG representava a linha de demarcação entre a gengiva livre e a gengiva aderente. [34] De acordo com o glossário de termos periodontais, a gengiva aderente é firme, resistente e fortemente ligada ao periósteo subjacente, ao dente do osso alveolar através de tecido conjuntivo. Os aspectos faciais da gengiva aderente estendem-se à mucosa alveolar relativamente frouxa e móvel, sendo demarcados pela junção mucogengival. O epitélio da gengiva aderida é de natureza queratinizada e tem cristas epiteliais proeminentes. Não há fibras elásticas presentes no tecido conjuntivo. Estas caraterísticas são exatamente o oposto da histologia da mucosa alveolar. É revestida por quatro camadas.

- Estrato Basale
- Estrato espinhoso
- Estrato granuloso
- Estrato córneo

A cor rosa-coral da gengiva aderente é determinada por factores como a espessura do epitélio, o fornecimento vascular e o grau de queratinização e a presença de pigmentação. As caraterísticas de firmeza da gengiva aderente são determinadas pela natureza colagenosa do tecido conjuntivo e pela sua aderência ao muco-periósteo subjacente. A papila alongada proporciona uma boa fixação mecânica e evita que o epitélio seja descolado sob forças de cisalhamento. Uma rede espessa de fibras de colagénio bem compactadas resiste à carga.[35] Assim, a gengiva aderente pode suportar facilmente as forças de compressão e de cisalhamento.

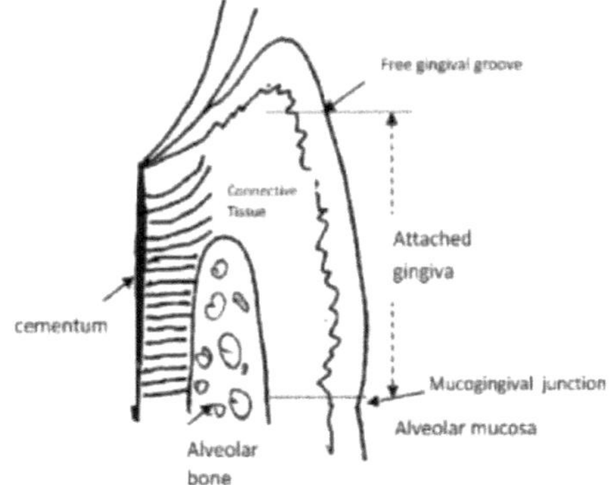

FIGURA-8 A GENGIVA ADERENTE E AS ESTRUTURAS CIRCUNDANTES.

A gengiva anexa é uma parte da gengiva que se estende desde a base da fenda gengival até à junção mucogengival. A gengiva é composta por epitélio escamoso estratificado sobrejacente e um núcleo central subjacente de tecido conjuntivo. O epitélio é predominantemente de natureza celular. O tecido conjuntivo é menos celular e é composto principalmente por fibras de colagénio e substância fundamental. O epitélio da gengiva aderente é queratinizado e tem cristas epiteliais finas e proeminentes. O tecido conjuntivo é também conhecido como lâmina própria e consiste na camada papilar e na camada reticular. A camada papilar é vista adjacente ao epitélio. Consiste numa projeção papilar entre as cristas epiteliais da rete. As papilas alongadas proporcionam uma boa fixação mecânica e também evitam que o epitélio seja desnudado por forças de cisalhamento. A camada reticular é contínua com o periósteo do osso alveolar. O principal tipo de células são os queratinócitos; outras células encontradas são as células de Langerhans, as células de Merkel e os melanócitos.[36]

A gengiva aderida é firme e resiliente e está firmemente ligada ao periósteo subjacente do osso alveolar. A gengiva aderida apresenta uma textura semelhante à casca de laranja, que é referida como pontilhada. A gengiva aderida varia entre diferentes indivíduos e diferentes áreas da boca. A gengiva aderida tem uma cor rosa coral e é determinada por factores como a espessura do epitélio, o fornecimento vascular, o grau de queratinização e a presença de pigmentação.[37] Está ausente na infância e aparece por volta dos 5 anos de idade. É uma forma de especialização adaptativa. É produzida pela elevação da depressão na superfície do tecido gengival.

As funções tradicionais atribuídas a esta gengiva. Outra vantagem é o facto de o seu epitélio ser queratinizado. É importante compreender a origem da queratinização da gengiva anexa. Foi sugerido que a diferenciação epitelial é determinada pelo tecido conjuntivo subjacente. Após a exposição periosteal e a desnudação do osso alveolar, o tecido de granulação tem origem no tecido conjuntivo periosteal residual, no ligamento periodontal, nos espaços da medula óssea e na gengiva e mucosa alveolar adjacentes. Assim, em áreas de maior perda óssea, o ligamento periodontal contribui para a maior parte do novo tecido, resultando numa mucosa mais queratinizada. Assim, a quantidade final de mucosa queratinizada é variável, dependendo da quantidade de reabsorção óssea e da contribuição relativa dos vários tecidos após um procedimento de desnudação.[38]

DEFINIÇÃO

A gengiva aderida é uma parte da gengiva queratinizada que ajuda o periodonto a aumentar a resistência a lesões externas e contribui para a estabilização da margem gengival contra forças de fricção. Durante muitos anos, a presença de uma zona "adequada" de gengiva foi considerada crítica para a manutenção da saúde do tecido marginal e para a prevenção da perda contínua da ligação do tecido conjuntivo.

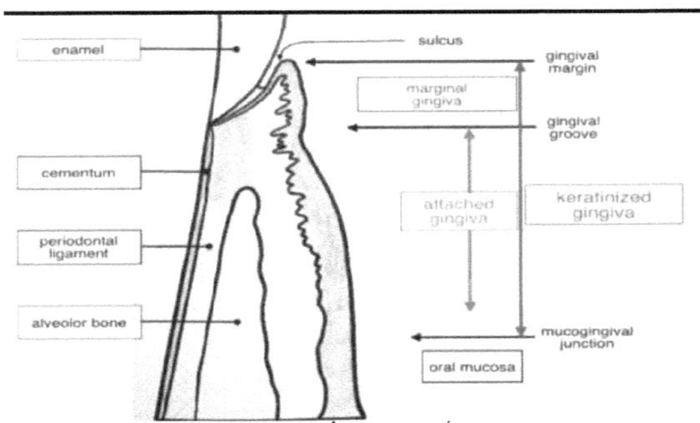

FIGURA-9 PONTOS DE REFERÊNCIA ANATÓMICOS DA GENGIVA.

Orban (1948) parece ter sido o primeiro a descrever o termo gengiva anexa, ele dividiu a gengiva em gengiva livre e gengiva anexa demarcada pelo sulco gengival livre. Segundo ele, o FGG está no nível apropriado do fundo do sulco gengival. De acordo com o glossário de termos periodontais (1972), a gengiva anexa é a porção de gengiva que se estende desde a base do sulco gengival até à junção mucogengival. De acordo com o Glossário de Termos (2001) da Academia Americana de Periodontologia, a gengiva aderida é a porção da gengiva que é firme, densa, pontilhada e firmemente ligada ao periósteo subjacente, ao dente e ao osso. A gengiva aderida é uma forma de especialização adaptativa. É produzida pela elevação e depressão na superfície do tecido gengival. Histologicamente, a gengiva aderida é mais adequada do que a mucosa não queratinizada para resistir a irritações mecânicas. O epitélio da gengiva aderida é queratinizado e tem cristas epiteliais finas e proeminentes. O tecido conjuntivo não contém fibras elásticas.[39]

FUNÇÃO DA GENGIVA ANEXA

Dá suporte à gengiva marginal. Ajuda a suportar as tensões funcionais da mastigação e da escovagem dos dentes. Também proporciona fixação ou uma base sólida para a mucosa alveolar móvel para a ação das bochechas, lábios e língua.

O componente flexível e estabelecido da gengiva que está firmemente ligado ao osso de suporte subjacente é referido como a gengiva anexa. É a porção queratinizada da gengiva que ajuda as estruturas de suporte da dentição a resistir a traumas ou danos provenientes de fontes externas e ajuda a ancorar a margem gengival livre que se opõe às forças que actuam umas contra as outras. Esta capacidade da gengiva aderente é contribuída pelas suas propriedades histológicas, que lhe permitem ser rígida e resistir à fricção. A tensão ou pressão é sustentada principalmente devido à sua densa malha de tecido fibroso firmemente ligado. Actua como uma base em oposição às tensões físicas produzidas nos tecidos de suporte, ou seja, o tecido gengival pelo feixe de fibras ósseas.[33] Também ajuda na remoção de depósitos da crista gengival, melhora a estética e minimiza o eritema na área da dentição substituída. Se houver uma quantidade adequada de gengiva aderida, a margem da gengiva adere bem sobre a dentição e também em torno da prótese.[41,42]

Historicamente, existem principalmente três técnicas para determinar a junção mucogengival (MGJ), tais como o método funcional (FM), o método visual (VM), a coloração histoquímica seguida do método visual (HM).[43] A junção mucogengival pode ser determinada utilizando o método funcional, demarcando a fronteira entre o tecido fixo e o móvel. A mobilidade dos tecidos pode ser avaliada através da aplicação de uma carga suave na margem da gengiva, utilizando uma sonda periodontal orientada paralelamente a partir do vestíbulo. Também pode ser examinada visualmente através da coloração da complexidade da junção mucogengival com uma solução aquosa de iodo. O mecanismo de funcionamento da solução aquosa de iodo depende da disparidade da quantidade de glicogénio presente. A quantidade de conteúdo de glicogénio, a quantidade de esterase não específica e a composição da fosfatase ácida da membrana alveolar variam histoquimicamente em relação à gengiva queratinizada. Além disso, uma resposta positiva ao iodo é atribuída aos níveis mais elevados de fibras elásticas no epitélio oral.[44,45] Em contraste, o tecido gengival, firmemente aderido à estrutura do tecido ósseo de suporte subjacente, não tem glicogénio presente na sua camada mais externa, o que resulta numa reação negativa após a coloração com iodo. Como resultado, a solução de iodo tinge seletivamente apenas a mucosa alveolar, acentuando a JMg.

A espessura da porção gengival queratinizada pode ser avaliada medindo a distância entre a gengiva marginal e a JMg. A profundidade sulcular pode ser avaliada como um intervalo que se estende desde a margem gengival até à base da fenda da gengiva. A espessura da gengiva anexa pode então ser determinada com a ajuda destas medições como a discrepância entre a profundidade do sulco e a espessura do tecido gengival queratinizado. A porção gengival queratinizada pode ser avaliada clinicamente puxando os lábios para delinear a junção mucogengival e se a gengiva marginal for móvel, então a quantidade de gengiva queratinizada determinada é considerada inadequada.

A largura da gengiva aderida (WAG) geralmente difere nos locais vestibulares de cada dente. A espessura é muito pronunciada nas regiões anteriores superiores e inferiores, especialmente na área dos incisivos, que é de cerca de 3,5 a 4,5 mm (maxila) e 3,3 a 3,9 (mandíbula), enquanto a espessura é menos pronunciada na região posterior da maxila e da mandíbula, que é de cerca de 1,9 mm na arcada maxilar e 1,8 mm nos prémolares inferiores.[46] A profundidade vestibular é descrita como o comprimento entre a porção coronal/borda da gengiva apical ao sulco gengival (gengiva aderida) e a depressão mais profunda da prega formada pela mucosa oral,

i.   e., prega mucobucal. Por outras palavras, é a zona que permite a fala, a mímica e a absorção dos alimentos entre os ossos maxilares e as bochechas. Esta zona também permite a inserção de auxiliares de limpeza dentária, como escovas, bem como de instrumentos de higiene interproximal. Uma profundidade vestibular que permita a manutenção/preservação da boca limpa e livre de doenças é normalmente considerada como uma profundidade vestibular suficiente.[47] Pensou-se que uma profundidade vestibular estreita ou uma profundidade insuficiente do vestíbulo, juntamente com a porção inadequada de tecido queratinizado, promoveria o alojamento de grânulos de alimentos no processo de mastigação, bem como interferiria na manutenção da higiene da cavidade oral.[48] A profundidade vestibular pode ser avaliada através do posicionamento do expansor de bochechas e com a dentição dos maxilares opostos em contacto, desde o bordo coronal da gengiva apical ao sulco gengival até à depressão mais profunda da prega mucobucal. Esta avaliação pode ser efectuada utilizando a sonda periodontal graduada UNC. Neste estudo, este método foi tido em consideração. Outro método para avaliar a profundidade vestibular é a técnica radiográfica de Ward et al. Com o auxílio de uma sonda, a profundidade sulcular da gengiva é anotada, após o que uma folha de chumbo radiopaca (5 mm de comprimento) será colocada na região do dente que demarca a depressão mais profunda da prega mucobucal.

Esta folha de chumbo é normalmente colocada no sulco gengival. Depois, com a sonda, calcula-se a porção da folha de chumbo acima da gengiva (supragengival) e a porção abaixo da gengiva (subgengival). É colocado um adesivo na folha de chumbo que ajuda a fixá-la firmemente à superfície do dente. A mucosa será revestida com o corante de contraste para tornar radiopaca a crista labial e a prega mucobucal. Deste modo, os limites superior e inferior do vestíbulo são radiopacos, utilizando um corante de contraste e uma folha de chumbo como marcador, o que permite a sua determinação num exame ao crânio.

FACTORES PRECIPITANTES

1. Escovagem vigorosa dos dentes, especialmente com escovas mais duras.
2. Laceração.
3. Inflamação recorrente.

4. Factores iatrogénicos.

FACTORES PREDISPONENTES

1. Gengiva inadequadamente fixada, uma fixação "alta" do frênulo.
2. Mal posicionamento dos dentes (raízes proeminentes)
3. Deiscência óssea

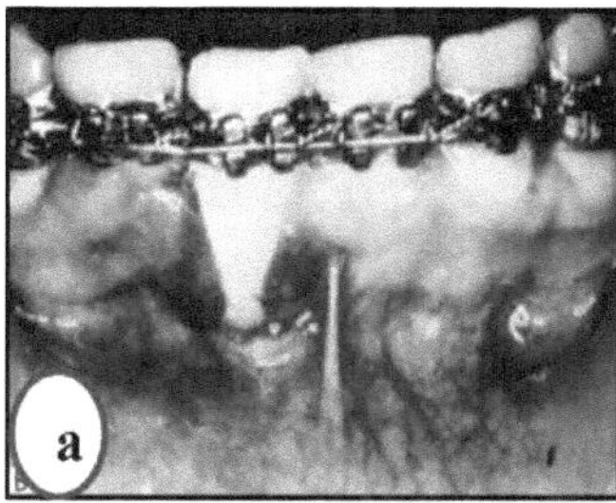

FIGURA-10(a) ATERRO DE FRENAGEM ELEVADO

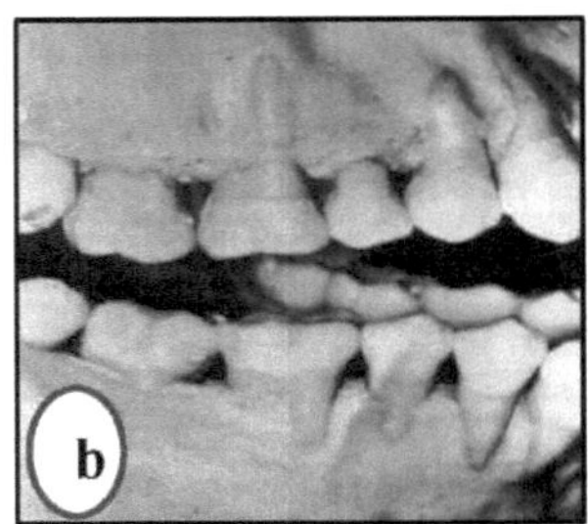

FIGURA-10(b) DEHISCÊNCIAS

Dos factores predisponentes, o mais crítico é a ausência de uma faixa adequada de gengiva aderida. Os dentes podem ser mal posicionados com raízes proeminentes e consequentes deiscências, mas é pouco provável que ocorra recessão se a gengiva aderida for adequada. Há alguns anos, Grupe[49] publicou um caso de um retalho reposicionado lateralmente cobrindo uma raiz proeminente com 6 a 8 mm de exposição radicular, com o dente em relação de mordida cruzada; quando uma faixa adequada de gengiva aderida foi criada e nenhum dos outros fatores que predispunham o dente à recessão foi corrigido, a nova inserção estava estabilizada no nível normal por 8 anos quando relatada.

Uma inserção de "frênulo alto" não é, por si só, um fator crítico. Essa fixação "alta" pode existir e ser prejudicial apenas se estiver presente uma gengiva aderida inadequada. A ausência de uma faixa adequada de gengiva aderida é o fator que permite a ocorrência de um frênulo "alto" com possível recessão resultante. Se a gengiva aderida adequada estiver presente, não existe problema de frênulo.

A maioria dos dentes que apresentam uma gengiva inadequadamente aderida são mal posicionados na arcada. Como os dentes mal posicionados estão frequentemente sujeitos a traumas oclusais, alguns textos sugerem erroneamente que os traumas oclusais causam recessão.[50,51] Existe, sem dúvida, uma correlação entre trauma oclusal e recessão; no entanto, correlação não significa causa e efeito. O trauma oclusal não causa mais recessão do que a recessão causa trauma oclusal, embora qualquer uma das conclusões possa ser tirada através de uma interpretação incorrecta da correlação. Em vez disso, dentes mal posicionados e dentes com gengiva inadequadamente aderida, com consequente recessão, irrompem em posição anormal. Eles nunca tiveram muita, ou nenhuma, gergiva aderida, como discutido acima. O seu mau posicionamento coloca-os num local onde é provável que ocorra um trauma oclusal.

Os dentes malpostos deste tipo têm frequentemente raízes proeminentes; o osso pode ser muito fino sobre essa raiz ou pode estar ausente.[52] A ausência de algum osso facial é denominada uma deiscência óssea.

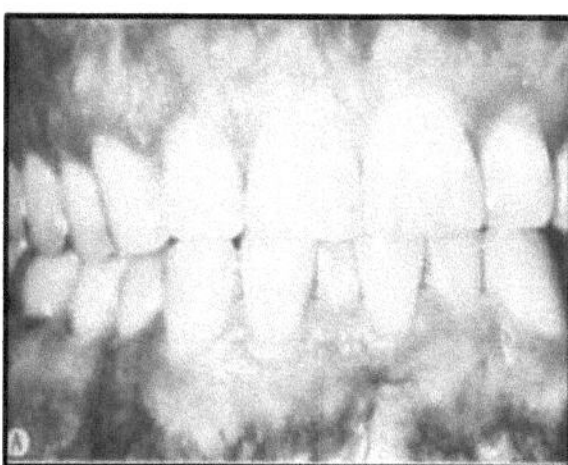

FIGURA-11(a) A superfície facial do incisivo central inferior na boca do autor apresenta uma deiscência de 5 mm e 2 mm de gengiva aderida. A recessão é improvável num dente como este, que está presente há 39 anos, a não ser que ocorra uma laceração importante.

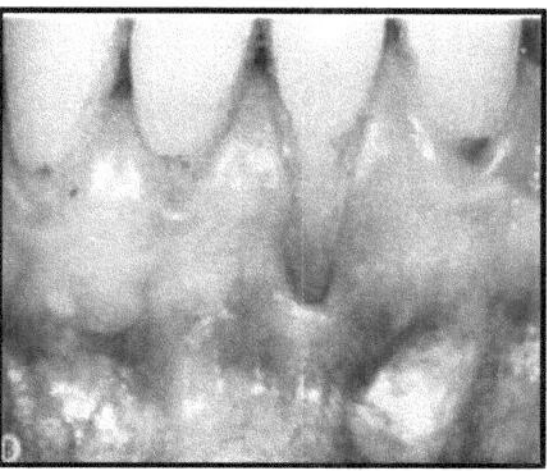

FIGURA-11(b) Um incisivo central mandibular que tem uma gengiva inadequada e 2 mm de recessão. A gengiva foi lacerada ao mastigar pão francês. Vários milímetros de recessão adicional ocorreram em poucos dias.

Uma deiscência óssea predispõe o dente à recessão.[53] Se houver uma gengiva inadequadamente aderida sobre a deiscência, uma pequena ferida pode levar a uma recessão dramática. Se estiver presente uma deiscência, mas existir uma faixa adequada de gengiva aderida, é improvável que ocorra recessão e, normalmente, ocorre apenas com ferimentos drásticos. Se o osso estiver presente, mas existir uma banda inadequada de gengiva aderente, a reabsorção óssea deve ocorrer antes da recessão; no entanto, o osso muito fino, que está frequentemente presente sobre raízes proeminentes, é facilmente reabsorvido com ferimentos ligeiros ou crónicos.

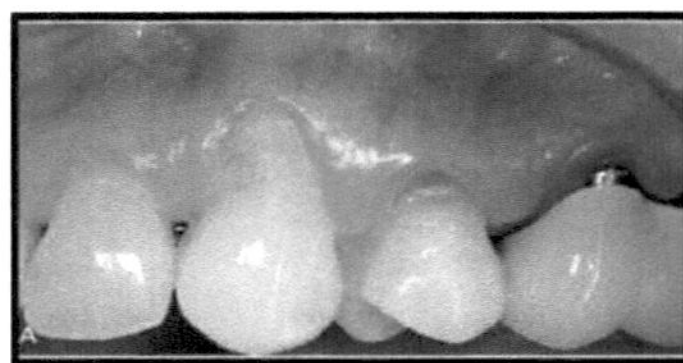
FIGURA-12 RECESSÃO

Dos factores precipitantes que iniciam a recessão em dentes predispostos, a escovagem incorrecta dos dentes é o mais comum. Na era da escovagem vigorosa com escovas rígidas, utilizando técnicas como a de Stillman, Charter ou o rolo da A.D.A., as recessões múltiplas e graves eram mais comuns do que com as técnicas de escovagem suave utilizadas atualmente. A recessão ocorria frequentemente de forma rápida e numa idade precoce. O modo de ferir parece ser repetidas lacerações menores da faixa estreita de gengiva aderida. Quando uma gengiva inadequada está presente, um paciente que esteja a fazer um mau trabalho de escovagem pode de facto precipitar a recessão ao mudar para melhores práticas de escovagem. De facto, quanto mais meticulosa for a escovagem de um doente, maior será a probabilidade de sofrer uma recessão se a gengiva inadequada estiver presente.[54] A laceração, particularmente por alimentos duros como o pão estaladiço, pode cortar bandas estreitas de gengiva aderente com a consequente recessão.

AVALIAÇÃO E MEDIÇÃO DA LARGURA DA GENGIVA ADERENTE UTILIZANDO DIFERENTES MÉTODOS EM VÁRIOS GRUPOS ETÁRIOS

A largura da gengiva aderida é a distância entre a junção mucogengival e a projeção da superfície externa do fundo do sulco ou da bolsa periodontal.[55] Apesar das várias opiniões sobre a quantidade adequada de tecido queratinizado para a manutenção da saúde periodontal, a junção mucogengival serve como um marco clínico importante na avaliação periodontal.[56] A junção mucogengival é uma linha discreta que distingue a mucosa móvel e imóvel durante o movimento passivo do lábio e da bochecha.[57]

Os métodos utilizados para a localização da junção mucogengival são o método visual (MV), o método funcional (FM) e o método MV após coloração histoquímica (HM)[58] . A avaliação do VM é baseada na diferença de cor entre a gengiva e a mucosa alveolar.[59] No FM, a junção mucogengival é avaliada como um limite entre o tecido móvel e o tecido imóvel, em que a mobilidade do tecido é determinada através da passagem de uma sonda periodontal posicionada horizontalmente a partir do vestíbulo em direção à margem gengival com uma ligeira pressão.[60]

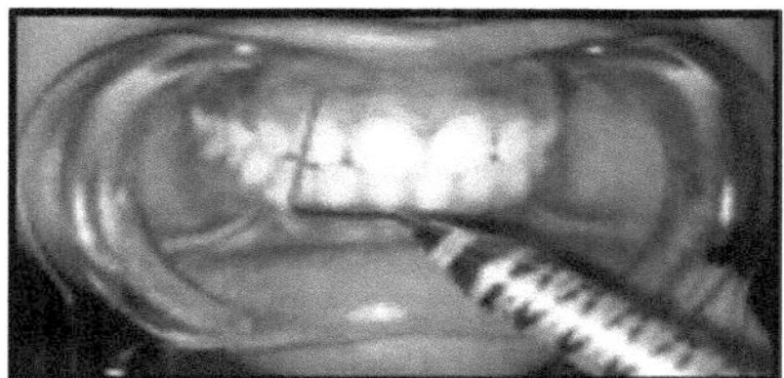
FIGURA-13 MÉTODO VISUAL

A junção mucogengival pode ser avaliada visualmente após a coloração do complexo mucogengival com solução de iodo de Lugol, com base na diferença do conteúdo de glicogénio. A mucosa alveolar difere histoquimicamente da gengiva queratinizada no seu conteúdo de glicogénio, fosfatase ácida e conteúdo de esterase inespecífica e uma quantidade aumentada de fibras elásticas dentro do cório, resultando numa reação positiva ao iodo.[61-64]

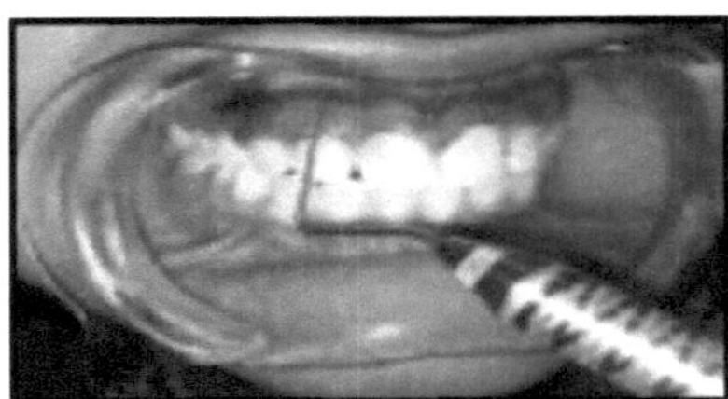
FIGURA-14 MÉTODO DE COLORAÇÃO HISTOQUÍMICA

A gengiva aderente, que é queratinizada, não tem glicogénio na camada mais superficial e apresenta uma reação negativa ao iodo. Assim, a solução de iodo de Lugol cora apenas a mucosa alveolar e demarca claramente a junção mucogengival.

<u>Avaliação da largura da gengiva aderente:-</u>

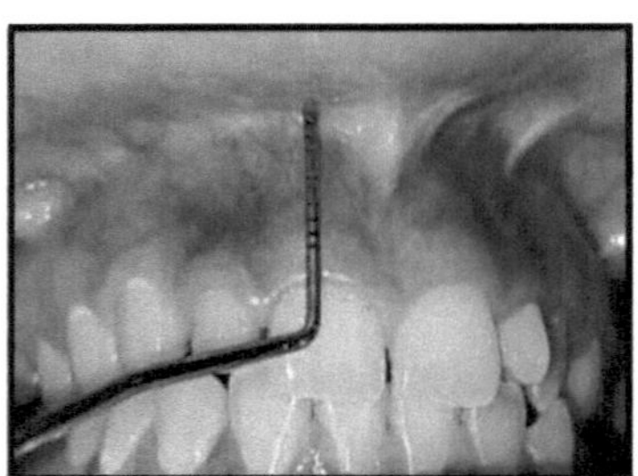
FIGURA-15 AVALIAÇÃO DA PROFUNDIDADE DO VESTÍBULO

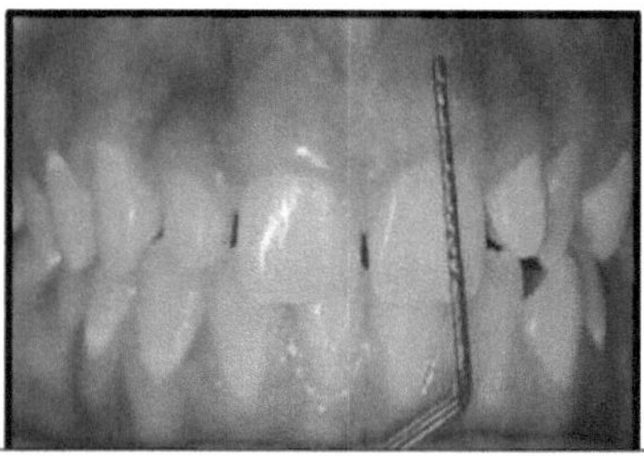

FIGURA-16 AVALIACÃO DA LARGURA DA GENGIVA ADERENTE ATRAVÉS DA DEMARCAÇÃO DA JUNÇÃO MUCOGENGIVAL

*   Funcionalmente, por movimento passivo dos lábios e das bochechas **(Ochsenbein et al** 1974, **Cohen**

    1964)

*   Medir a quantidade de gengiva aderida utilizando uma sonda (método de substracção)

*   Método de coloração

*   Método do rolo

*   Avaliação da OPG (**Talari e Ainamo** 1977)

*   Método de anestesia[65]

Teste de tensão: Este teste é efectuado esticando o lábio ou a bochecha nas direcções para fora, para baixo/para cima e lateralmente. A margem gengival é então observada quanto a qualquer movimento da gengiva livre. Qualquer movimento observável da margem gengival livre durante o estiramento dos lábios/bochechas é considerado positivo com gengiva inadequadamente fixada e ausência de MGJ.

A largura da gengiva queratinizada foi medida na área média da face para seis dentes anteriores nas regiões maxilar e mandibular, desde a margem gengival até à junção mucogengival, utilizando a sonda periodontal UNC-15.[66] [Figura 1a e b].

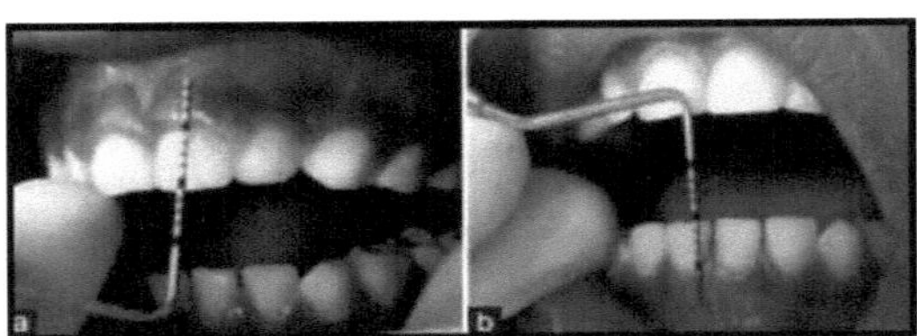

FIGURA-17(a) MEDIÇÃO DA LARGURA DA GINGIVA ATACADA EM DENTES MAXILARES

FIGURA-17(b) MEDIÇÃO DA LARGURA DA GINGIVA ATACADA EM DENTES MANDIBULARES

A junção mucogengival foi determinada utilizando um método de sacudidela, devido ao facto de a mucosa alveolar ser móvel e a gengiva estar firmemente fixada. Foi utilizado um instrumento rombo para sacudir a mucosa alveolar de forma apicocoronal, delineando assim a junção mucogengival.[67] A largura da gengiva aderida foi obtida subtraindo a profundidade do sulco de sondagem da largura da gengiva queratinizada no aspeto médio-facial de cada dente.

A largura da gengiva aderida foi medida como a diferença entre a profundidade de sondagem e a largura total da gengiva queratinizada, ou seja, a distância da margem gengival à junção mucogengival. A medição foi feita a partir da região médio-bucal de cada dente, exceto dos terceiros molares.

Método Visual (VM): A avaliação do VM é baseada na diferença de cor entre a gengiva e a mucosa alveolar. A mucosa para além da JMg é vermelha mais escura do que a da gengiva anexa que demarca a JMg.

Utilização da solução de iodo de Lugol (LI): A coloração do complexo mucogengival com a solução de LI baseia-se na diferença do conteúdo de glicogénio. A gengiva aderente é queratinizada, sem glicogénio na camada mais superficial, e apresenta uma reação negativa ao iodo. Assim, a solução de LI cora apenas a mucosa alveolar e demarca claramente a JMg.

Método da sonda de rolamento: É feito empurrando a mucosa alveolar adjacente coronalmente com uma extremidade romba da sonda, método funcional indicado pela fronteira entre a mucosa móvel e a gengiva imóvel. Se os tecidos se movessem com o instrumento sem uma paragem definitiva dos tecidos coronalmente, então a largura da gengiva era considerada inadequada com a ausência de MGJ. A formação de dobras de tecido móvel soltc durante o movimento coronal com uma paragem coronal definida indica a presença de MGJ, a dobra não pode ser deslocada mais coronalmente.

Método radiográfico: O método radiográfico utiliza fio na ortopantomografia da junção mucogengival (Talari A e Ainamo J, 1976) e a utilização de registos ortodônticos.

Métodos de medição da espessura da gengiva aderente

Gosalind et al afirmaram que a espessura média da gengiva aderente é de 1,25 mm. Os métodos anteriores de medição da espessura da gengiva anexa incluem técnicas traumáticas como a sondagem e as agulhas de injeção. Atualmente, os novos métodos incluem a medição atraumática com a ajuda de um novo aparelho chamado "KRUPP SDM". Este aparelho utiliza o princípio do eco de impulsos com a ajuda de um gerador de impulsos e, a uma frequência de medição de 5 MHz, é permitido que um cristal piezoelétrico oscile. Os impulsos ultra-sónicos são transmitidos através da gengiva permeável ao som e, ao atingir a superfície do osso ou dos dentes, são reflectidos. Uma sonda transdutora de 4 mm de diâmetro humedecida com saliva é aplicada no local de medição com uma ligeira pressão para produzir um acoplamento acústico. Ao cronometrar o eco recebido em relação à transmissão do impulso, a espessura é visualizada digitalmente.

A gengiva aderente dividida com base no tipo de periodonto:

- Gengiva fina e superficial com formação de coroa delgada.

- Gengiva larga e espessa com formação de coroa quadrangular.

- Combinação desconhecida.

LARGURA DA GENGIVA ADERENTE

A largura da gengiva aderida é a distância entre o bordo inferior da gengiva livre no fundo do sulco gengival e a linha gengival no vestíbulo.[68] Apesar das várias opiniões sobre a quantidade adequada de tecido queratinizado para manter a saúde periodontal, a linha mucogengival serve como um marco importante na avaliação clínica do periodonto.[69] A linha mucogengival é uma linha discreta que representa o limite entre as membranas mucosas móveis e imóveis no movimento passivo dos lábios e das bochechas.[70] Os métodos de localização das linhas gengivais são o método visual, o método funcional e o método de Shiler 1.[7]

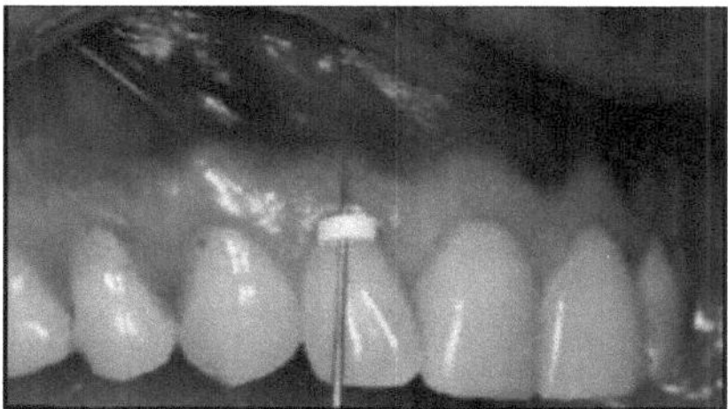

FIGURA-18 MÉTODO VISUAL, FUNCIONAL APÓS O MÉTODO DE UM SHILER

É a distância entre a junção mucogengival e a projeção na superfície externa do fundo do sulco. A largura da gengiva facial varia em diferentes áreas da cavidade oral; é geralmente maior na região dos incisivos. 3,5-4,5 mm em maxilas anteriores, 3,3-3,9 mm em mandíbulas anteriores. É mais estreita na região dos dentes posteriores: 1,9 mm nos pré-molares do maxilar e 1,8 mm nos pré-molares da mandíbula. A largura da gengiva anexa é menor nos dentes permanentes recém-erupcionados e aumenta gradualmente com a erupção dos dentes permanentes. Bower mediu a largura da

gengiva anexa facial tanto na dentição decídua quanto na permanente.[72] A largura da gengiva varia de 1-9 mm, sendo maior na região dos incisivos, especialmente no incisivo lateral, e menor na região dos caninos e primeiros pré-molares.
Voigt et.al mediu a largura da gengiva aderida em indivíduos clinicamente normais.[73] Ele demonstrou que a maior largura (4,7 mm) da gengiva aderida está presente nos sítios dos primeiros e segundos molares e diminui nos sítios dos pré-molares e terceiros molares. O incisivo e o canino demonstraram a menor largura (1,9 mm). A largura da gengiva anexa lingual diminui com o aumento da idade da dentição primária para a permanente. Ainamo et.al afirmou que a junção mucogengival permanece estacionária ao longo da vida e que as alterações na largura da gengiva anexa são causadas pela modificação na posição da gengiva coronal.[74] Com a progressão da idade, a largura da gengiva anexa aumenta. 6[75,7]

Maze land et.al afirmou que a largura depende da altura do processo alveolar e da dimensão vertical da parte inferior da face. Andin-Sobocki e Bodin, numa série de estudos ao longo de 2 anos, utilizaram uma observação longitudinal para confirmar o padrão do tecido queratinizado facial em crianças.[77] Ao longo de um período de 2 anos, tanto os dentes decíduos como os permanentes demonstraram um aumento do tecido facial aderido e queratinizado. A zona de gengiva aderida era mais estreita nos dentes posicionados facialmente do que nos dentes bem alinhados ou posicionados lingualmente.

O aumento da largura da gengiva aderida tem um papel importante na cirurgia plástica periodontal. Existem muito poucos estudos que examinaram a largura da gengiva anexa numa população periodontal saudável. A medição da largura da gengiva aderida ajudará a avaliar o risco de aparecimento e agravamento da doença periodontal numa população periodcntalmente saudável.

Os objectivos deste estudo foram estimar a largura da gengiva aderida em toda a arcada dentária da boca e avaliar as diferenças entre os métodos visuais determinados com a ajuda de sondas periodontais e os métodos visuais determinados após a sonda de Schiller.

A largura da gengiva aderente e da recessão:-

Uma associação entre a falta de gengiva aderente e a recessão tem sido frequentemente sugerida na literatura.

Wennstrom[78] monitorizou 26 locais de teste em seis pacientes com pouca ou nenhuma gengiva aderida (excisada cirurgicamente) durante 5 anos. Simultaneamente, 12 locais, dois por paciente, com uma largura adequada de gengiva aderida foram incluídos como locais de controlo. Os autores relataram recessão em dois dos 26 locais de teste e em três dos 12 locais de controlo. Quatro destes locais encontravam-se num único doente. A implicação clínica deste estudo é que não existem provas que demonstrem que o aumento da largura da gengiva aderente numa área de recessão irá retardar a progressão da recessão.

Estas descobertas foram corroboradas por **Lindhe e Nyman**[79] quando seguiram 43 pacientes em terapia de manutenção durante 10-11 anos. Concluíram que as alterações na posição da margem gengival seguiam um padrão semelhante em áreas com e sem gengiva queratinizada.

Coletivamente, as evidências sugerem que as áreas com uma largura estreita de gengiva aderida não são mais susceptíveis à recessão. De facto, é a presença de recessão que se manifesta como uma zona estreita de gengiva aderente.

É notável que, já em 1976, **Baker e Seymour**[80] tenham apresentado uma explicação para a patogénese da recessão. Uma inflamação localizada numa gengiva fina pode envolver todo o volume de tecido gengival e a consequente remodelação levará a uma rápida recessão da margem gengival. Em contraste, numa gengiva espessa, esta lesão inflamatória estaria confinada apenas a uma parte do sulco e não envolveria o "tecido gengival externo". Este facto pode predispor à formação de bolsas em vez de recessão. Este foi o início do reconhecimento de que o biótipo gengival fino é um fator de risco para a recessão. **Rajapakse et al**[81] , numa revisão sistemática, avaliaram a influência dos hábitos de escovagem dos dentes na recessão gengival. Embora existam evidências de que alguns factores de escovagem dos dentes podem estar associados ao desenvolvimento de recessão gengival, não foi possível tirar conclusões definitivas da revisão. É de notar que nenhum dos estudos selecionados abordou o problema do biótipo gengival como predisposição para a recessão.

Os desafios suportados pelo periodonto à volta de um dente restaurado são diferentes dos desafios à volta de um dente natural. As margens de uma restauração são mais propensas à acumulação de placa bacteriana. **Stetler e Bissada**[82] descobriram que o índice gengival (IG) era elevado em áreas com restaurações subgengivais e concomitantemente com uma largura estreita de gengiva aderida. É interessante notar que não foram observadas diferenças significativas nos níveis de inserção e nos níveis ósseos. Os autores sugeriram que a escovagem dos dentes é mais difícil em áreas de zonas estreitas de gengiva aderente com restaurações subgengivais, resultando numa maior acumulação de placa bacteriana.

Ericsson e **Lindhe**[83] propuseram a teoria de que, "As observações de gengivite mais grave em locais com restaurações localizadas subgengivalmente devem estar relacionadas com o facto de as dimensões das unidades gengivais serem mais pequenas não só na direção apico-coronal mas também na direção vestibulolingual". Podemos agora apreciar a evolução da literatura, uma vez que o conceito de volume e não de largura do tecido gengival parece estar a ganhar credibilidade. A colocação de uma restauração subgengival num local com uma largura inadequada conduzirá a uma inflamação que envolve a maior parte do volume do tecido conjuntivo presente e pode resultar na recessão da margem gengival. No seu estudo em três cães beagle, induziram uma periodontite experimental e depois realizaram procedimentos de retalho reposicionado apicalmente ou de gengivectomia. Os locais de gengivectomia não tinham gengiva aderida, em comparação com os retalhos posicionados apicalmente, onde foi mantida uma largura "adequada". Para simular uma margem subgengival, foi colocada uma banda de aço 1 mm apicalmente à margem gengival. Os locais com gengivectomia mostraram mais recessão do que os locais com retalhos posicionados apicalmente. Este estudo sugere que a reação inflamatória devida à retenção de placa bacteriana em locais com margens subgengivais se manifesta mais provavelmente como recessão em locais com um volume "inadequado" de gengiva queratinizada.

Goldberg concluiu assim, no seu artigo de revisão, que em áreas de margens subgengivais, especialmente em áreas estéticas, é necessário um volume mínimo de gengiva aderida. Acrescenta ainda que a largura da gengiva aderida é significativa quando o paciente refere uma incapacidade de escovar nesse local. Em conclusão, o volume do tecido conjuntivo gengival tem maior significado do que a largura na determinação da suscetibilidade à recessão. A presença de um volume adequado é ainda mais crucial em sítios onde as restaurações têm margens colocadas subgengivalmente.

MEDIÇÃO DA LARGURA DA GENGIVA ADERENTE

A largura da gengiva aderida é determinada subtraindo o sulco ou a profundidade da largura total da gengiva. São utilizados vários métodos para medir a largura da gengiva aderida, tais como o método visual, o método funcional e os métodos visuais após coloração histoquimica.

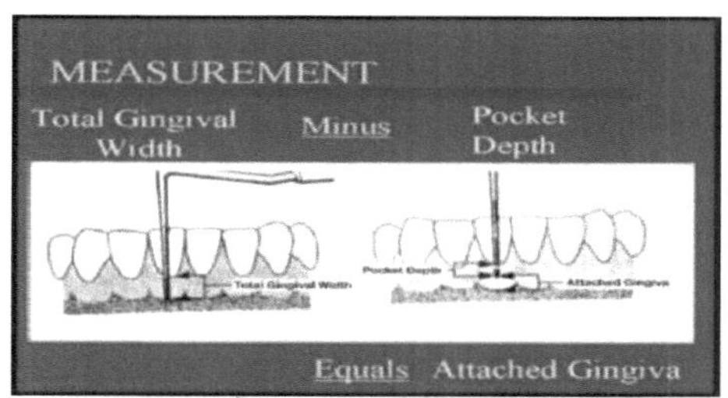

FIGURA-19 MEDIÇÃO DA LARGURA DA GENGIVA ADERENTE

No método visual, a junção mucogengival pode ser avaliada como uma linha recortada que separa a gengiva aderente da mucosa alveolar.

No teste do rolo ou método funcional, a junção mucogengival pode ser avaliada como um limite entre tecido móvel e imóvel. A mobilidade dos tecidos pode ser avaliada através da passagem de uma sonda posicionada horizontalmente a partir do vestíbulo em direção à margem gengival numa direção apicocoronal.

No método visual após coloração histoquímica, a junção mucogengival pode ser avaliada visualmente após coloração da junção mucogengival com solução de iodo de potássio. A gengiva aderente é negativa para o iodo, uma vez que é queratinizada e existe glicogénio na camada superficial.

Walter B. Hall (1984)[86] - definiu gengiva anexa como "a gengiva que se estende da margem livre da gengiva até à linha mucogengival menos a profundidade da bolsa ou do sulco medida com uma sonda fina na ausência de inflamação".

MÉTODOS PARA MEDIR A LARGURA DA GENGIVA ADERIDA:

1. Método de medição
2. Método histoquímico
3. Ensaio de tensão
4. Método do rolo

Método de medição:- Método clínico e método radiográfico

1. Método clínico

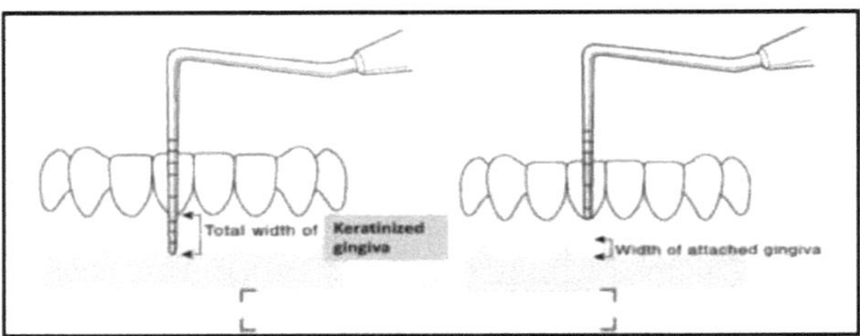

FIGURA-20

Fórmula: Calcular a largura da gengiva aderida subtraindo a profundidade de sondagem da largura total da gengiva.

PASSO 1: Medir a largura total da gengiva desde a margem gengival até à junção mucogengival.

PASSO 2: Medir a profundidade de sondagem (desde a margem gengival até à base da bolsa).

PASSO 3: Calcule a largura da gengiva aderida subtraindo a profundidade de sondagem da largura total da gengiva.

2. Método radiográfico

A MGJ foi revelada com solução de iodo de Schiller e marcada sobre cada dente com um pedaço de fio metálico antes de se efetuar uma radiografia panorâmica.

A largura do RAG é medida a partir das radiografias como a distância do meio da face entre a junção cemento-esmalte e a junção mucogengival. (Talari & Ainamo J 1976)

Método histoquímico

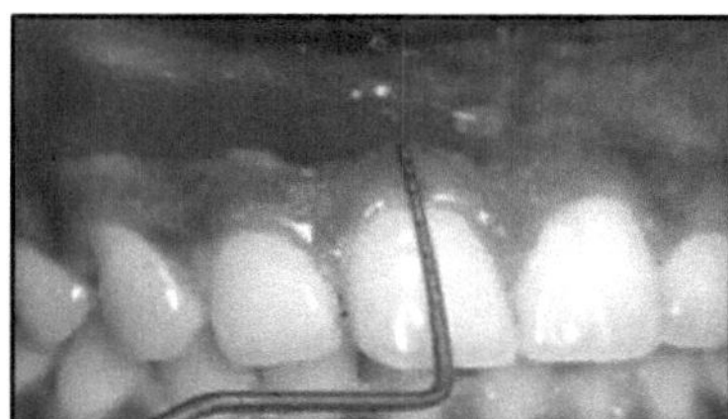
FIGURA-21 MÉTODO HISTOQUÍMICO

Etapa 1 : Pintar a gengiva e a mucosa oral com a solução de Schiller ou de Lugol.

Etapa 2: A mucosa alveolar adquire uma coloração castanha devido ao seu teor de glicogénio, enquanto a gengiva aderente, sem glicogénio, permanece sem coloração.

Etapa 3: Medir a largura total da gengiva não corada e subtrair-lhe a profundidade do sulco/bolsa para determinar a largura da gengiva fixada.

Ensaio de tensão:-

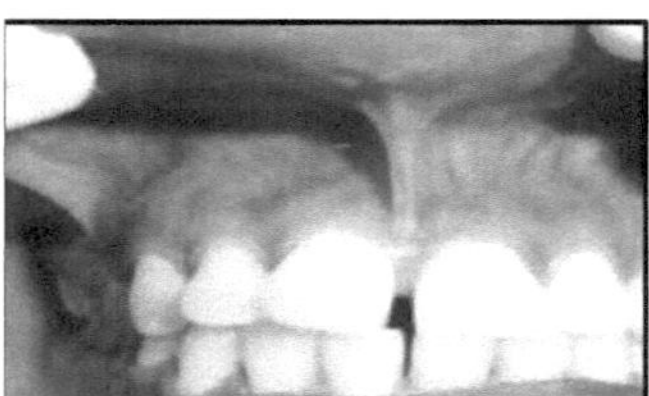

FIGURA-22 ENSAIO DE TRACÇÃO

Etapa 1: Esticar o lábio ou a bochecha para demarcar a linha mucogengival.

Etapa 2: Verificar se existe algum movimento da margem gengival livre.

Etapa 3: Se a margem gengival livre se mover durante o estiramento dos lábios, então a gengiva fixada é considerada inadequada.

Método de enrolamento:-

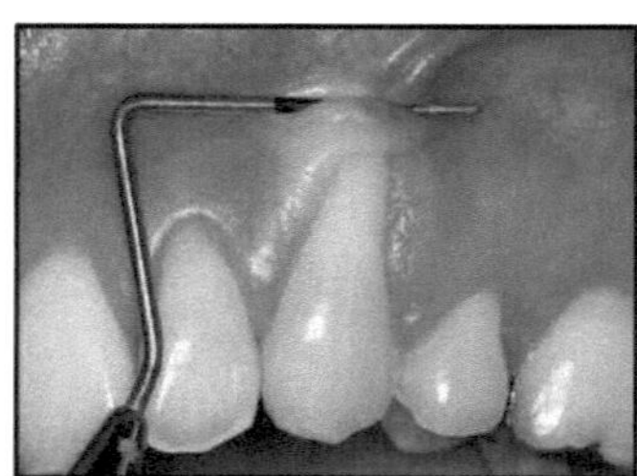

FIGURA-23 MÉTODO DO ROLO

É efectuado empurrando a mucosa adjacente coronalmente com um instrumento sem corte. Se a gengiva se mover com o instrumento, então a largura da gengiva anexa é considerada inadequada.

ALTERAÇÕES NA LARGURA DA GENGIVA EM CRIANÇAS E JOVENS

Para além da idade, o grau de erupção dentária, a posição na arcada e a presença de inflamação são factores que têm impacto nas dimensões da gengiva.[92,93,94,95] Estudos recentes compararam a largura da gengiva durante e após a fase de erupção dentária ativa. Alguns autores referiram-se apenas a dentes devidamente alinhados na arcada, enquanto outros estudaram crianças com más oclusões diagnosticadas. Devido aos diferentes critérios de seleção dos pacientes, foram obtidos resultados diferentes. [96,97]

Rose e **App**[6] , assim como **Bowers**[7] , constataram que a gengiva anexa é mais larga nos dentes permanentes do que nos decíduos. Outros autores, no entanto, não observaram essa associação. [96] Está comprovado que a largura da gengiva aumenta com a idade, tanto na dentição decídua quanto na permanente. [96,97] Na dentição permanente, o aumento da largura da gengiva aderida está associado à redução gradual da profundidade do sulco, enquanto a largura da gengiva queratinizada permanece a mesma. Na dentição decídua, no entanto, não está correlacionado com a redução da profundidade do sulco, pois esta permanece constante.[96] Assim, inicialmente o sulco dos dentes permanentes em erupção é mais profundo do que o dos dentes decíduos correspondentes, mas depois torna-se mais raso.[92,97,98]

Estas diferenças podem resultar de uma inserção periodontal inicialmente mais fraca, que é menos resistente à sondagem[99] , bem como da ocorrência de bolsas falsas e inflamação temporária durante a fase gengival da erupção dos dentes. Estes dois factores causam registos de profundidade de sondagem mais elevados.[97,100] A largura da gengiva anexa dos dentes permanentes recém-erupcionados é, portanto, menor do que no caso dos dentes decíduos. No entanto, a largura da gengiva anexa aumenta com a erupção dos dentes permanentes.[97] Achados similares foram descritos por **Sayrafi et al**[102] e **Srivastawa et al**[101] , que conduziram seus estudos na dentição decídua, mista e permanente. Sarrio et al[102,104] utilizaram radiografias para medir a largura da gengiva nos dentes decíduos e permanentes. Em ambos os grupos, a largura da gengiva anexa aumentou durante a erupção dos dentes. Isso pode ser explicado pelo fato de que a junção mucogengival permanece estável e os dentes em erupção "puxam" os tecidos circundantes.[105]

Para avaliar a profundidade do sulco e a largura da gengiva aderida e queratinizada dos dentes anteriores, **Andlin-Sobocki**[94] levou em consideração apenas os dentes devidamente alinhados na arcada, sem tratamento ortodôntico antes ou durante o estudo. Os resultados indicaram que a largura da gengiva aderida e queratinizada aumentou com a idade, tanto nos dentes decíduos quanto nos permanentes. O aumento nos dentes permanentes irrompidos foi inversamente proporcional ao valor inicial.[94] Ochsenbein e **Maynard**[99] e **Hall**[23] , no entanto, observaram que não há aumento na largura da gengiva aderida com a idade, ou seja, quando a erupção está completa, a largura não muda mais. Foi observado que a ausência ou limitação da gengiva aderida no lado vestibular nem sempre causa recessão gengival.

A posição do dente é mais crítica do que a largura da gengiva anexada no desenvolvimento de uma recessão da gengiva. O apinhamento, a protrusão, a inclinação e a rotação dos dentes são considerados como etiologia da recessão. Verificou-se que a recessão da gengiva pode ser corrigida sem cirurgia devido ao posicionamento normal dos dentes após a erupção dos mesmos ou devido à terapia ortodôntica adjuvante.

A superfície da gengiva aderida é queratinizada e está mais apta a resistir a irritações mecânicas do que a mucosa alveolar, que tem um epitélio não queratinizado.[106] No entanto, a largura da mucosa alveolar e da gengiva aderente varia consoante a região e entre indivíduos[1C7] , e alguns estudos demonstraram um aumento da largura da gengiva aderente (WAG) com a idade.[107-109]

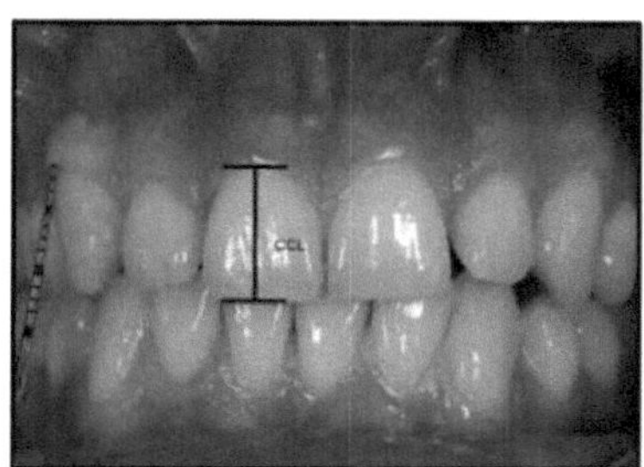

FIGURA-24 COMPRIMENTO DA COROA CLÍNICA

Para além da inflLência da idade no WAG e no comprimento da coroa clínica (CCL), o género também pode ter um efeito, embora os relatórios sejam contraditórios.[110,111] Numa população indiana, a gengiva era mais larga nas mulheres do que nos homens[112] , enquanto outros estudos não encontraram qualquer correlação com o género.[111] Relativamente ao CCL, verificou-se que os homens têm dentes significativamente mais compridos do que as mulheres.[113,114]

<u>**INFLUÊNCIA DA POSIÇÃO DO DENTE NA ARCADA NA LARGURA DA GENGIVA ADERENTE E NO RISCO DE RECESSÃO EM CRIANÇAS E JOVENS:-**</u>

As recessões gengivais nos adultos são causadas por muitos factores. Nas crianças, contudo, o fator mais importante na etiologia das recessões é a posição anormal dos dentes.[115,116] A presença de recessão gengival durante o desenvolvimento afecta principalmente os incisivos centrais inferiores permanentes e é observada em 8,3% dos casos. Foi observado que a ausência ou a fixação limitada da gengiva (menos de 1 mm) no lado vestibular nem sempre causa recessão.[117] A largura da gengiva aderida é menos crítica para o desenvolvimento da recessão do que a posição do dente, se for mantida uma higiene oral adequada.[117,118] O alinhamento correto dos dentes é necessário para manter os tecidos periodontais saudáveis. Dentes anteriores apinhados, rodados, protruídos e inclinados são factores etiológicos reconhecidos das recessões. O osso bucal e a gengiva do lado vestibular são finos e menos resistentes a lesões mecânicas nos dentes em posição vestibular. A deiscência óssea e as fenestrações também podem ocorrer nesses casos. Foi observado, no entanto, que as recessões gengivais em crianças podem diminuir ou desaparecer sem tratamento cirúrgico, como resultado da posição normal dos dentes após a erupção ou tratamento ortodôntico.[115]

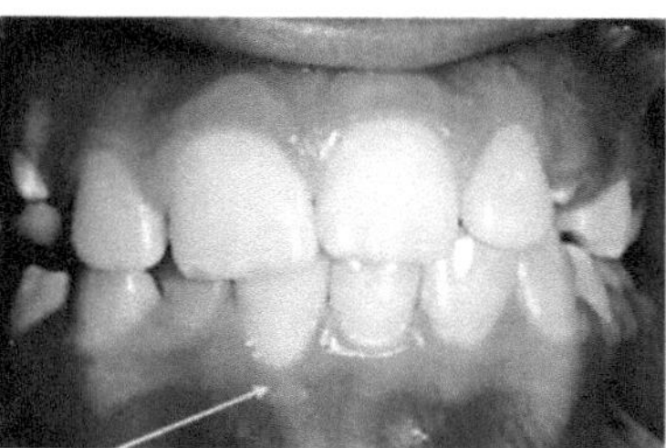

FIGURA-25 PACIENTE DE UM ANO DE IDADE COM FALTA DE GINGIVA QUERATINIZADA NO DENTE 4t.

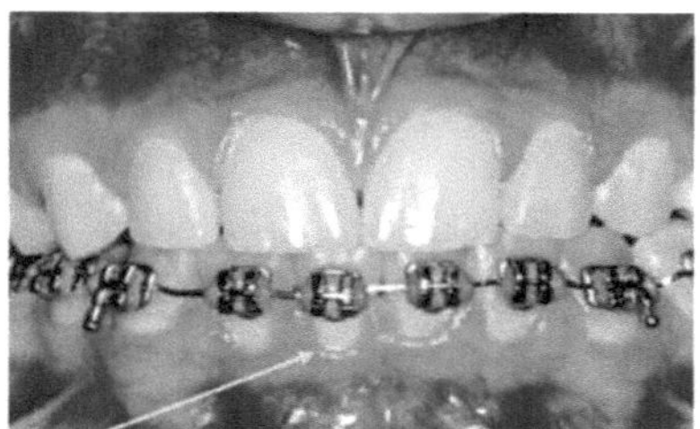

FIGURA-26 O MESMO PACIENTE COM 19 ANOS DE IDADE APRESENTA UMA LARGURA NORMAL DA GINGIVA QUERATINIZADA NO DENTE 4t.

Durante o tratamento ortodôntico, o complexo mucogengival sofre várias alterações. Estas dependem da largura e espessura iniciais da gengiva aderida e da direção do movimento dentário. O movimento dentário para lingual aumenta a espessura da gengiva no lado vestibular. Como consequência, provoca a migração coronária da margem gengival, a redução do comprimento das coroas clínicas e um aumento da largura da gengiva aderida. Isto resulta na diminuição das recessões existentes. O movimento dentário vestibular diminui a espessura da gengiva e a largura da gengiva aderida.[119] Se esse movimento não ultrapassar o osso alveolar, então o tratamento ortodôntico não causará ou aumentará a recessão existente. As alterações nos parâmetros mucogengivais acima mencionadas ocorrem tanto em decorrência dos movimentos ortodônticos quanto espontaneamente, devido à erupção dos dentes.

CORRELAÇÃO DA LARGURA DA GENGIVA ADERENTE NA MANUTENÇÃO DA HIGIENE ORAL E NA SAÚDE GENGIVAL

Os artigos que ilustram a associação entre a largura da gengiva aderida com a

recessão e a saúde periodontal estão resumidos na Tabela 1.

Summary of key papers on keratinised/attached gingival on periodontal health.			
Study	Design of study	Outcome	Conclusion and implication
Lang and Löe	32 dental students underwent 6 weeks of supervised oral hygiene, width of KG, GI and gingival exudate were scored around plaque free sites	Sites with <2 mm KG had higher percentage of sites with clinical inflammation and gingival exudate	2 mm of keratinised gingiva is adequate to maintain gingival health
Miyasato et al.	Gingival status of 16 dental personnel with adequate AG and minimal AG were compared. GI was compared in 6 subjects having contralateral sites with inadequate and adequate AG following a period of 25 days of no oral hygiene at sites	(i) No marked difference in GI in subjects with minimal AG or adequate AG; (ii) following a period of no oral hygiene, there was no sig difference in GI and plaque scores in areas with narrow or wide AG	It is possible to achieve gingival health even in the absence of adequate AG
Wennström and Lindhe animal studies	7 beagle dogs, 4 different dentogingival units with varying widths of AG created followed by 40 days plaque accumulation	Clinical and histological investigations did not reveal any differences in the extent of inflammation	Gingival units without AG may not be more susceptible to inflammation than one with wide zone of attached gingival
Wennström	5-Year monitoring of 26 sites deprived of AG compared with 12 control sites with adequate AG	7/26 test sites showed slight increase in AG, 2 sites showed reduced AG. 3 control sites showed reduced AG	In presence of good plaque control, lack of AG did not results in greater gingival recession
Freedman et al.	18-Year follow-up and periodontal assessment in 17 subjects with inadequate KG	Change in width keratinised tissues: increased at 19/61 sites, reduced at 7 sites, unchanged at 35 sites	With good oral hygiene and gingival health, despite inadequate KG, KG may remain stable in the long term
Stetler and Bissada	Two groups with < or > 2 mm (AG). 2 subgroups each with subgingival restoration and without subgingival restoration (control). Periodontal assessment carried out	(i) Subgingival restoration at teeth with narrow zone of AG have higher GI than teeth with wide zone of AG; (ii) no such sig. difference in GI was found in teeth with no subgingival restoration	

KG—keratinised gingiva; AG—attached gingiva; GI—gingival index.

QUADRO-1

Existem dois estudos frequentemente citados, mas contraditórios, efectuados na década

de 1970 para explorar a relação entre a largura da gengiva aderente e a saúde gengival.

Os resultados do estudo de **Lang e Loe**[85] mostram que "todas as superfícies com menos de 2,0 mm de gengiva queratinizada apresentavam inflamação clínica".

Por outro lado, **Miyasato et al.**[8] 6 no seu estudo de uma gengivite experimental em pessoal dentário demonstraram que as áreas com uma largura mínima de gengiva aderente podem não ser propensas ao desenvolvimento de alterações inflamatórias induzidas pela placa bacteriana. Ao interpretar estes resultados, é preciso lembrar que ambos os estudos relataram apenas achados clínicos, em oposição aos histológicos, que são mais objectivos por natureza. O estudo de Lang e Loe tem um desenho transversal que implica uma associação, mas não uma relação de causa e efeito.

Durante esse período, vários procedimentos cirúrgicos foram indicados com base no conceito de que é necessária uma largura mínima de gengiva aderida para manter a saúde periodontal. No entanto, a literatura existente na altura era contraditória. No início dos anos 80, Wennstrom, Lindhe e Nyman Group realizaram uma série de três experiências bem concebidas no modelo do cão beagle.[87-89] Numa primeira fase, foi induzida uma periodontite experimental no lado direito dos maxilares de cinco cães beagle. No dia 150, foi efectuada uma gengivectomia ou um procedimento de retalho. Seguiu-se um período de cicatrização de 120 dias em que foi mantido um controlo rigoroso da placa bacteriana. Os resultados mostraram que "na ausência de placa, o tecido mole regenerado não apresentava sinais de inflamação, independentemente da presença ou ausência ou da largura da zona queratinizada". O estudo seguinte foi concebido para estudar o papel da gengiva aderente na manutenção da saúde periodontal em locais com altura normal e reduzida do periodonto. Durante o curso do estudo, foram estabelecidas quatro unidades dentogengivais diferentes.

- Aparelho de fixação normal e largura normal da gengiva fixada;

- Aparelho de fixação normal, mas gengiva queratinizada de largura estreita (não fixada);

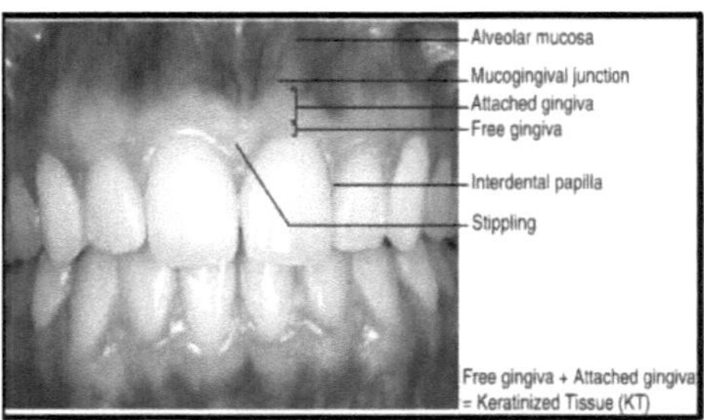

FIGURA-27

- Aparelho de fixação reduzido com uma largura estreita de gengiva queratinizada (não fixada);

- Aparelho de fixação reduzido com zonas de gengiva normal\wide (locais enxertados).

Os resultados desta experiência mostraram que, em todos os quatro tipos, a saúde gengival podia ser estabelecida e mantida. A questão final que se colocava era - na presença de inflamação gengival induzida pela placa bacteriana, uma unidade gengival bem queratinizada proporciona uma melhor vedação contra a infeção? As mesmas unidades dentogengivais da experiência anterior foram sujeitas a 40 dias de acumulação de placa bacteriana. Não foram observadas diferenças nas secções histológicas relativamente ao tamanho e à extensão apical da inflamação no tecido conjuntivo.

Após os estudos de Wennstrom e colaboradores, não houve muita controvérsia na literatura relativamente à largura da gengiva aderente e à saúde periodontal. É evidente que a largura da gengiva aderente não é significativa para manter a saúde de um periodonto saudável ou reduzido, desde que se mantenha o controlo da placa bacteriana. Uma "largura inadequada da gengiva aderida" é tão resistente à inflamação gengival induzida pela placa bacteriana como uma largura adequada. Uma largura estreita de gengiva aderida, por si só, não é uma indicação para o aumento gengival. A saúde periodontal depende da integridade da unidade dentogengival, sem qualquer relação com a qualidade ou quantidade de gengiva sobrejacente. Não obstante o facto de estes dados serem obtidos apenas a partir de estudos em animais, é preciso ter em conta que as provas histológicas só podem ser obtidas desta forma. Outros estudos longitudinais em humanos que testaram a necessidade de aumento gengival validaram ainda mais estes resultados.[90,91] Em suma, o consenso geral é que, na presença de uma boa higiene oral, a largura da gengiva fixada ou o aumento gengival não são cruciais para a manutenção da saúde gengival.

INDICAÇÃO PARA AUMENTAR A LARGURA DA GENGIVA ADERENTE

❖ Paciente com desconforto durante a escovagem e mastigação dos dentes (FIG. a).

❖ Nos casos em que se prevê que o tratamento ortodôntico planeado e a posição final resultem em recessão (FIG. b).

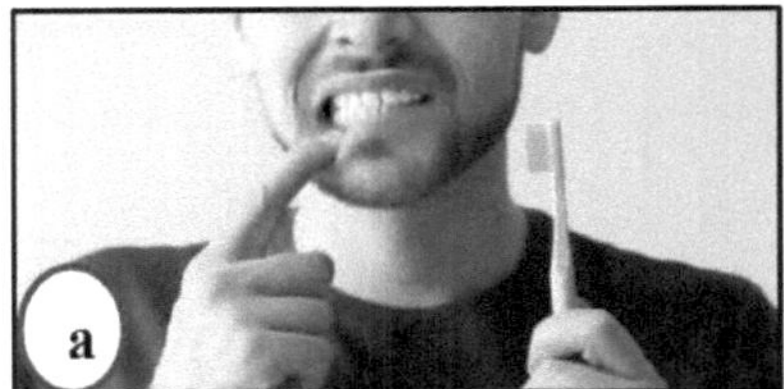

FIGURA- 28(a)

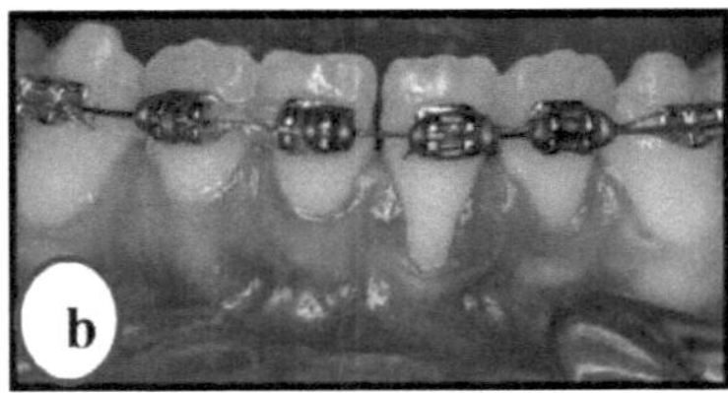

FIGURA- 28(b)

❖ Para melhorar a estéti- a cobertura da superfície radicular desnudada para estética que aumentam a gengiva aderida (FIG. c).

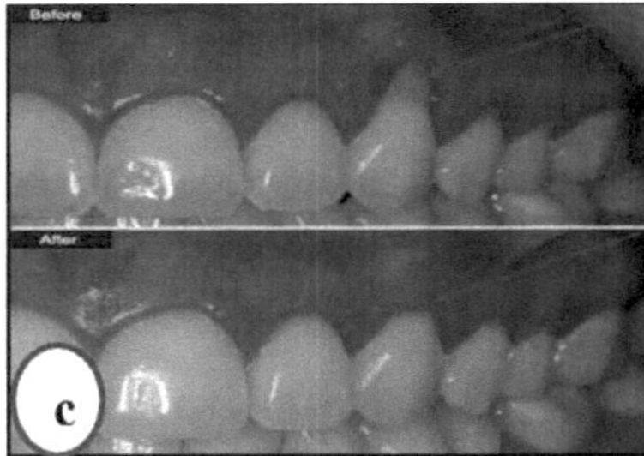

FIGURA- 28(c)

Para dentes que servem de pilar para próteses parciais fixas ou amovíveis, bem como a área em relação à prótese (FIG. d)

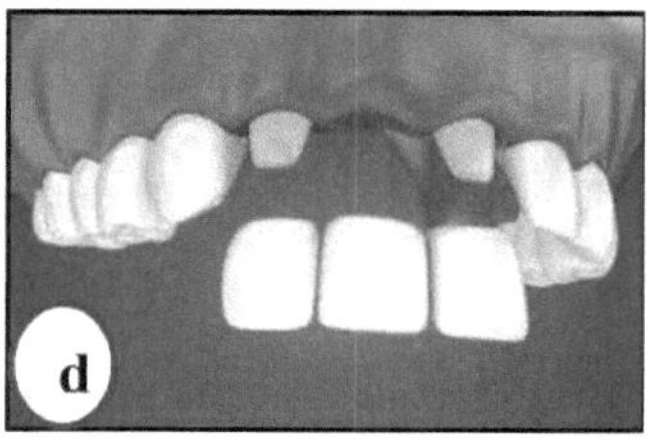

FIGURA- 28(d)

MÉTODOS DE MEDIÇÃO DA ESPESSURA DA GENGIVA ADERENTE :-

Gosalind et al afirmaram que a espessura média da gengiva aderente é de 1,25 mm. O método anterior de medição da espessura da gengiva anexa inclui técnicas traumáticas como sondagem e agulhas de injeção. O "KRUPP SDM" é um novo dispositivo que mede atraumaticamente a espessura da gengiva aderida.

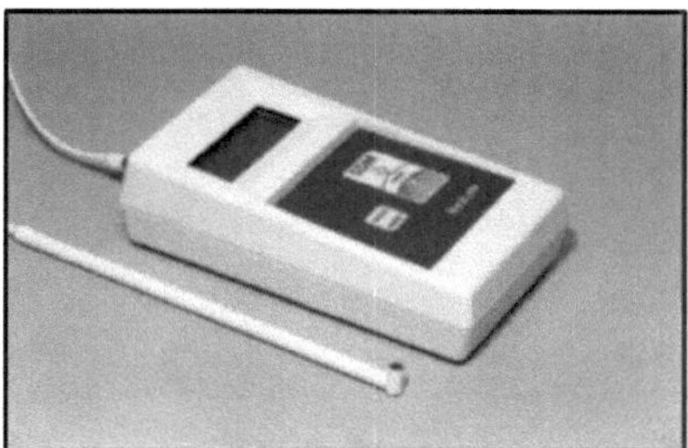

FIGURA-29 KRUPP SDM

Este dispositivo utiliza o princípio do eco de impulsos com a ajuda de um gerador de impulsos e, a uma frequência de medição de 5 MHz, é permitido que um cristal piezoelétrico oscile. Os impulsos ultra-sónicos são transmitidos através da gengiva permeável ao som. Ao atingir a superfície do osso ou dos dentes, são reflectidos. Uma sonda transdutora de 4 mm de diâmetro humedecida com saliva é aplicada no local de medição com uma ligeira pressão para produzir um acoplamento acústico. Ao cronometrar o eco recebido em relação à transmissão do impulso, a espessura é visualizada digitalmente. O Eager dividiu a gengiva aderente com base no tipo de periodonto:

> Gengiva fina e superficial com formação de coroa delgada.

> Gengiva larga e espessa com formação de coroa quadrangular.

> Combinação desconhecida.

MÉTODO PARA AUMENTAR A LARGURA DA GENGIVA FIXADA (AUMENTO GENGIVAL) : -

As primeiras destas técnicas são as operações de extensão vestibular:

> Técnicas de desnudação. (Ochsenbein 1960, Corn 1962, Wilderman 1964)

> Procedimento de retenção periosteal ou procedimento de retalho dividido (Staffileno et al. 1962, 1966, Wilderman 1963, Pfeifer 1965)

> Os enxertos livres têm sido utilizados para o aumento gengival (Haggerty 196622, Nabers 1966, Sullivan & Atkins 1968, Hawley & Staffileno 1970, Edel 1974).

Os procedimentos cirúrgicos mais comuns que são utilizados para aumentar a zona de gengiva anexa de forma eficaz e previsível são o retalho posicionado apicalmente, o enxerto gengival livre e o enxerto de tecido conjuntivo subepitelial.

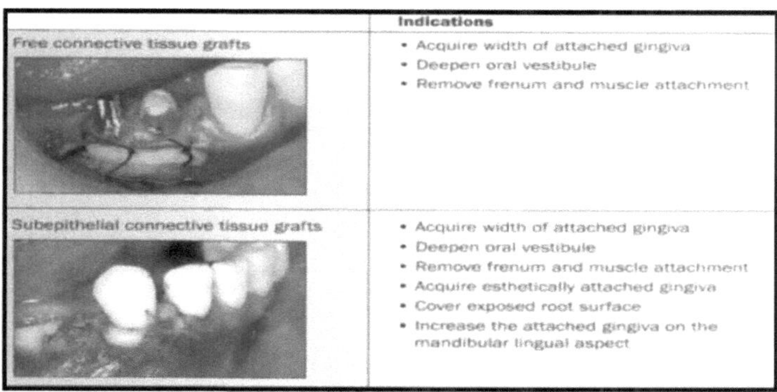

QUADRO-2

A largura da gengiva aderida deve ser aumentada em condições tais como o controlo da placa bacteriana do paciente, para dentes com uma aderência frenal anormal, pouca ou nenhuma gengiva aderida em dentes que requerem restauração protética ou terapia ortodôntica, profundidades de bolsa que se estendem para além da mucosa alveolar. Antigamente, a técnica do retalho reposicionado apicalmente era utilizada pelos cirurgiões para aumentar a largura. Nesta técnica, os cirurgiões aumentam ou preservam a gengiva existente, movendo o tecido na direção apical.

- Foi introduzida uma modificação de um **retalho reposicionado apicalmente**.
Quando comparada com a técnica original, esta técnica preserva a gengiva
marginal, evitando assim o risco de recessão. Neste método, é utilizada uma
sonda periodontal ou uma agulha anestésica para detetar a presença de
deiscência óssea e, em seguida, a mucosa alveolar é corada com uma solução
de iodo para delinear a largura da gengiva aderida e queratinizada. É efectuada
uma incisão horizontal na porção aderida da gengiva queratinizada,
ligeiramente localizada apicalmente à crista alveolar. O tamanho dos dentes e
o contorno da gengiva determinam a extensão mesial e distal da incisão
horizontal. Foram efectuadas duas incisões verticais nas extremidades mesial e
distal que ligam a incisão horizontal. Em seguida, o retalho é elevado, movido
apicalmente e posicionado no nível desejado.

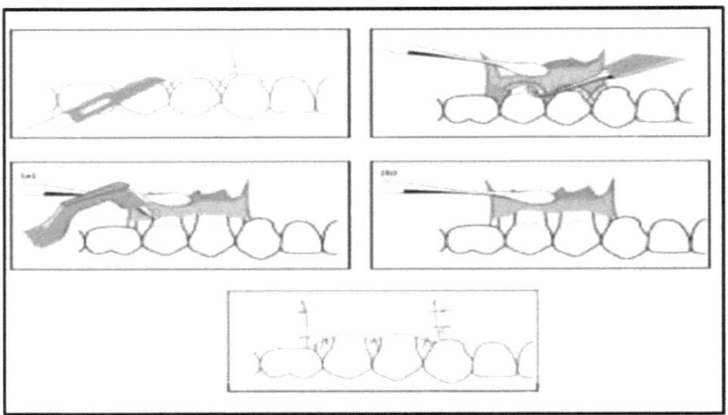

FIGURA-30 RETALHO REPOSICIONADO APICALMENTE

- **Enxerto gengival livre**[120] é outro método cirúrgico para aumentar a gengiva
aderida. Nesta técnica, um pedaço de gengiva é removido do local doador e

colocado no local recetor. Antes do restabelecimento da vascularização, vasos sanguíneos cortados fornecem nutrição ao enxerto gengival livre. No dia seguinte, a vascularização é restabelecida através da anastomose.

- Enxerto de tecido conjuntivo subepitelial[121] é outra técnica utilizada para aumentar a gengiva aderida. Indicado em dentes com uma ou várias raízes expostas. São transplantados enxertos livres de tecido conjuntivo sem epitélio e, em seguida, os enxertos são cobertos com epitélio e, assim, exibem caraterísticas semelhantes ao epitélio normal.

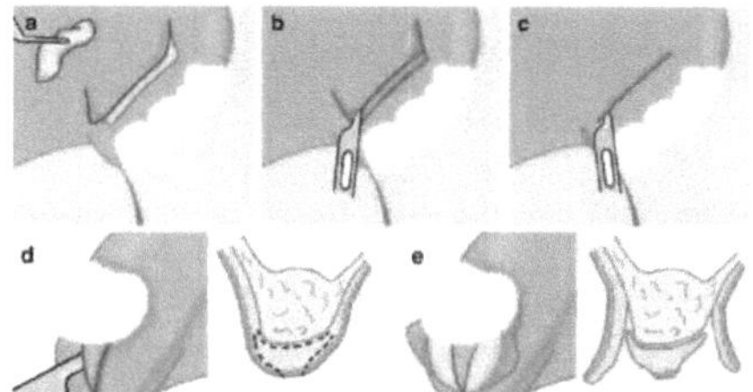

FIGURA-31 TÉCNICA DE ENXERTO DE TECIDO CONJUNTIVO SUB-EPITELIAL

A taxa de sucesso do enxerto de tecido conjuntivo é elevada devido ao duplo fornecimento de sangue a partir da base do tecido conjuntivo e do retalho recetor. Quando comparado com o enxerto gengival livre, o enxerto de tecido conjuntivo subepitelial oferece uma desnudação palatina mínima e evita a formação de queloide.

O QUE É UMA LARGURA INADEQUADA DA GENGIVA ADERENTE

Friedman afirmou que uma zona "inadequada" de gengiva facilitaria a formação de placa subgengival devido ao fecho incorreto da bolsa resultante da mobilidade do tecido marginal.[122] A quantidade de gengiva aderida é geralmente considerada insuficiente quando o estiramento dos lábios ou das bochechas induz o movimento da margem gengival livre.

Pode ser devido a:

- Algumas pessoas nascem sem gengiva suficiente, o que faz com que os músculos da mucosa alveolar puxem a gengiva para baixo. Observa-se recessão gengival e perda óssea.
- Fixação livre anormal, que exagera a tração na margem gengival.
- Escovagem vigorosa em pessoas com tecidos naturalmente finos ou quando os tecidos foram esticados durante o tratamento ortodôntico.
- Bolsas profundas que atingem o nível da junção mucogengival.

Anteriormente, os problemas mucogengivais puros estavam relacionados com o frénulo aberrante. O conceito de

a criação de uma forma "fisiológica" para melhor suportar as exigências funcionais foi realçada por

Schluger e Goldman. A partir daí, foram utilizados procedimentos como técnicas de desnudação e retalhos reposicionados apicalmente para aumentar a zona de gengiva aderida.

Lang e Loe: Reportaram um estudo sobre a relação entre a largura gengival e a inflamação, num esforço para determinar a quantidade adequada.[123]

■ Em 100% dos dentes com menos de 2 mm de tecido queratinizado, a inflamação e o exsudado estavam presentes.

■ 76% dos casos com mais de 2 mm de tecido queratinizado não apresentavam exsudados e foram considerados clinicamente saudáveis.

■ Concluíram que 2 mm de gengiva queratinizada, com menos de 1 mm de gengiva aderente, é adequado para manter a saúde gengival.

Hall mencionou alguns factores críticos a serem considerados para a determinação da gengiva adequadamente fixada 124.[124]

> Idade dos doentes,

> Nível de prática de higiene oral,

> Dentes envolvidos em qualquer

> Problema estético potencial ou existente.

> Recessão existente com problemas estéticos ou de sensibilidade

> Necessidades dentárias dos pacientes.

As áreas de gengiva inadequadamente aderida são normalmente inflamadas.[125] Se um indivíduo sentir dor ao escovar a mucosa, ele tenderá a evitar a área. A placa bacteriana acumula-se e segue-se a inflamação. Episódios repetidos de cicatrização e recorrência da inflamação parecem produzir **recessão** quando a gengiva inadequada está presente.

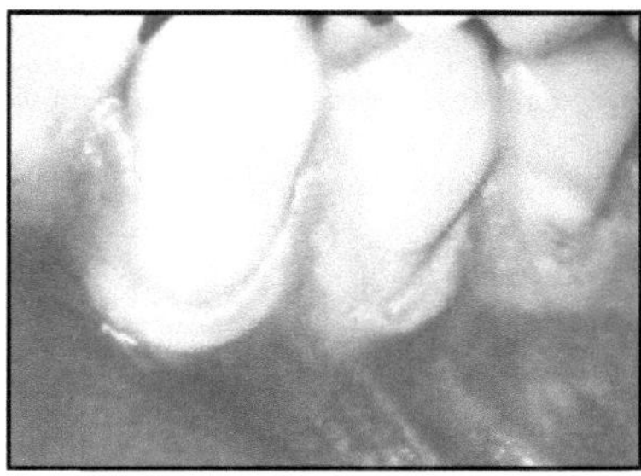

Os factores iatrogénicos são muitas vezes responsáveis pela precipitação da recessão. Quando uma faixa inadequada de gengiva aderida não é notada pelo dentista, a preparação de uma coroa com margens subgengivais pode precipitar a recessão. A colocação de um grampo de barragem para uma restauração de classe V pode fazer o mesmo. A barra I de uma prótese parcial do tipo RPI pode resultar em danos, assim como a utilização de um dente predisposto como pilar de sobredentadura. A colocação de bandas ortodônticas, associada a esforços vigorosos por parte do doente para uma remoção adequada da placa bacteriana à volta das bandas, também pode precipitar a recessão. Outro fator que pode ser importante é a hereditariedade. A ocorrência familiar de problemas mucogengivais nos mesmos dentes é comum.

PROBLEMAS DE FIXAÇÃO INADEQUADA DA GENGIVA:-

Zona insuficiente é insuficiente-

- o Para proteger o periodonto de lesões causadas por forças de fricção encontradas durante a mastigação
- o Para dissipar a tração nas margens gengivais criada pelos músculos da mucosa alveolar adjacente

Uma zona inadequada seria-

- o facilitar a formação de placa subgengival devido a um fecho incorreto da bolsa resultante da mobilidade do tecido marginal.
- o favorecem a perda de fixação e a recessão do tecido mole devido à menor resistência do tecido.

A zona mais estreita e o vestíbulo pouco profundo podem favorecer

- o Acumulação de partículas alimentares durante a mastigação

- o Impedir medidas de higiene oral adequadas.

Uma faixa adequada de gengiva aderida pode ser definida como a quantidade que é suficiente para evitar a recessão na opinião de cada profissional.[126] Assim, não foi estabelecida uma largura mínima de gengiva aderida como padrão necessário para a saúde gengival. Outro artigo de miyasato et al concluiu que não existe qualquer relação entre inflamação e quantidade de gengiva aderida, quer esteja ou não presente placa bacteriana.[127] De tray e bernimoulin concluíram num estudo que a adequação da gengiva aderida não pode ser determinada apenas pela medição da sua largura.

Certos dentes são mais susceptíveis de ter uma gengiva inadequadamente aderida. As superfícies faciais dos incisivos centrais inferiores têm gengiva inadequadamente aderida em cerca de 8% das pessoas examinadas. Os caninos e os primeiros pré-molares podem ter problemas semelhantes em 20% ou mais dos casos. A fixação inadequada da gengiva na raiz mesiovestibular dos primeiros molares superiores é um achado comum. Os terceiros molares inferiores muitas vezes não possuem gengiva aderida adequada nas suas superfícies faciais. Ocasionalmente, a gengiva inadequada pode estar presente em qualquer dente. Se o paciente estiver a escovar vigorosamente com uma escova média ou rígida e a recessão ainda não tiver ocorrido, a mudança da sua escovagem para uma escovagem sulcular adequada com uma escova macia deve ser considerada como um primeiro passo na prevenção da recessão. Se o paciente for mais velho e não tiver necessidades de restauração envolvendo os dentes afectados, a mudança na escovagem e a documentação da gengivite presente são mais esteticamente desagradáveis do que a recessão. Esta consideração aplicar-se-ia apenas nas áreas do canino superior e do primeiro pré-molar, mas é uma consideração crítica nestas áreas.

QUANTO É QUE É "ADEQUADO"?

Podemos ver que, nos campos da dentisteria de restauração e da ortodontia, a presença de gengiva anexa pode ser significativa até certo ponto. Se assim for, a questão seguinte que se coloca é "Qual a quantidade adequada?" - a verdade é que não é a largura, mas o volume que é crítico.

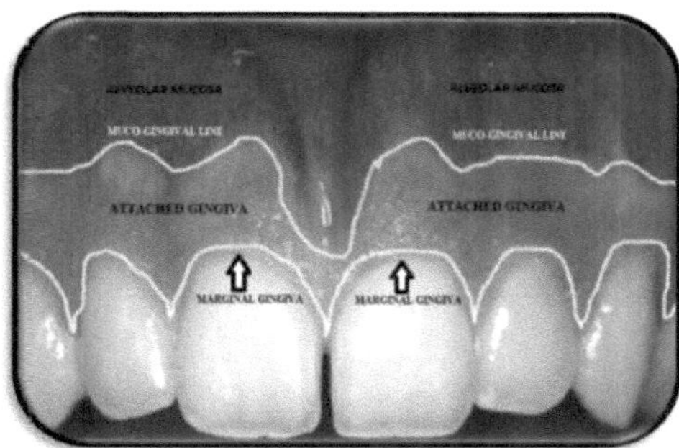

FIGURA-33

Como guia aproximado, os clínicos continuam a utilizar a diretriz de Lang e Loe[128] como 2 mm de largura de gengiva queratinizada que equivale a 1 mm de largura de gengiva aderida como "adequada". Esta questão da atribuição de um valor à largura foi explorada de uma perspetiva diferente.

Estudos demonstraram que é necessária uma espessura mínima de 1 mm para evitar a recessão após a destartarização e o alisamento radicular[129] e obter resultados previsíveis em procedimentos como o recobrimento radicular[130] e a regeneração tecidular guiada.[131]

Ao longo dos anos, têm sido defendidos diferentes procedimentos cirúrgicos mucogengivais para aumentar a quantidade de gengiva aderida, incluindo enxertos gengivais livres, retalho posicionado coronalmente, enxertos conjuntivos subepiteliais, enxertos dérmicos acelulares e proteínas da matriz do esmalte. Os enxertos de tecido conjuntivo subepitelial têm sido geralmente considerados como um "padrão de ouro" no aumento gengival.[132,133]

SIGNIFICADO CLÍNICO DA GENGIVA ADERENTE

A gengiva aderente tem um papel significativo na prevenção da formação de placa subgengival e na manutenção de uma boa higiene oral. Devido ao fecho incorreto da bolsa periodontal em resultado de uma largura inadequada da gengiva aderente, ocorre a formação de placa subgengival. Pode ocorrer devido a várias condições, como o facto de alguns indivíduos não terem uma largura adequada de gengiva aderente à nascença, o que resultará na recessão da gengiva e na perda óssea devido à tração da gengiva pelos músculos da mucosa alveolar.

A mobilidade do tecido marginal também ocorre devido ao estiramento do tecido pela terapia ortodôntica. A fixação anormal do frênulo também aumenta a tração sobre a margem gengival. A gengiva aderida impede a propagação da inflamação gengival. A gengiva aderida mantém o conforto do paciente e a resistência ao trauma mecânico durante os procedimentos de higiene oral, permitindo assim que o paciente mantenha uma boa higiene oral.

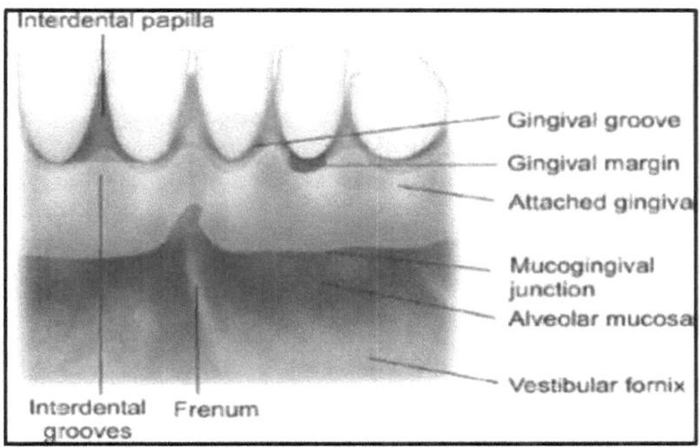

FIGURA-34

A saúde peri-implantar pode ser mantida se a higiene oral for correta. A gengiva aderente desempenha um papel importante no caso dos implantes. Proporciona um colar apertado à volta dos implantes. A gengiva aderente é necessária para evitar o movimento da mucosa à volta de um parafuso de cobertura exposto. A prevenção da propagação da inflamação à volta dos implantes é possível graças a esta faixa apertada de tecido à volta do implante.

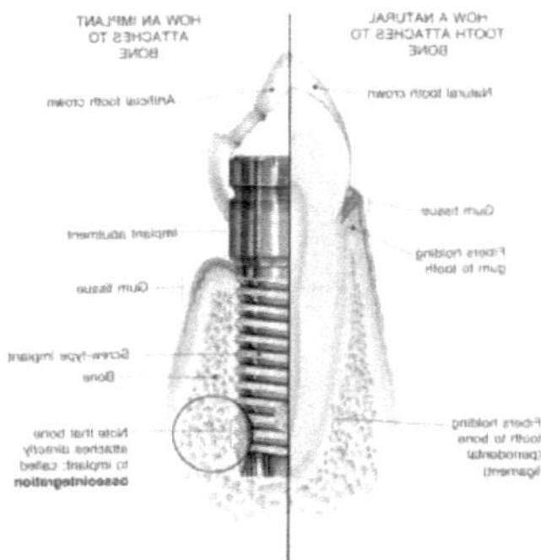

FIGURA-35 GENGIVA FIXADA À VOLTA DOS DENTES E DO IMPLANTE

A margem gengival adapta-se melhor à volta dos dentes e do implante quando existe uma quantidade adequada de gengiva aderida.[134] A ausência de gengiva aderida queratinizada aumenta a probabilidade de ocorrência de lesões peri-implantares e de destruição induzida pela placa bacteriana. Observa-se um aumento da acumulação de placa bacteriana, inflamação da gengiva, hemorragia à sondagem e recessão da mucosa em associação com a ausência de uma quantidade suficiente de mucosa queratinizada à volta dos implantes. Pode dever-se a várias razões, como a fixação livre anormal e bolsas profundas que atingem o nível da junção mucogengival.

Lang e Loe efectuaram um estudo sobre a relação entre a largura gengival e a inflamação. Verificou-se que os dentes com mais de 2 mm de tecido queratinizado são clinicamente saudáveis, uma vez que não existem exsudados e inflamação. Mas os dentes com menos de 2 mm de tecido queratinizado foram considerados não saudáveis, uma vez que existe a presença de inflamação e exsudado. Assim, concluíram que são necessários 2 mm ou mais de gengiva queratinizada (corresponde a 1 mm ou mais de gengiva aderida) para manter uma boa saúde gengival.

Friedman afirmou que uma zona "inadequada" de gengiva facilitaria a formação de placa subgengival devido ao fecho incorreto da bolsa resultante da mobilidade do tecido marginal.

Pode dever-se a: Algumas pessoas nascem sem gengiva suficiente, o que faz com que os músculos da mucosa alveolar puxem a gengiva para baixo. Isto causa recessão gengival e perda óssea. Escovagem vigorosa em pessoas com tecido naturalmente fino ou quando os tecidos foram esticados durante o tratamento ortodôntico.

Bolsas profundas que atingem o nível da junção mucogengival. A gengiva aderente impede a propagação da inflamação, a recessão do tecido marginal, proporciona um colar apertado à volta dos implantes e permite que os pacientes mantenham uma boa higiene oral.

IMPLICAÇÃO CLÍNICA DA ESPESSURA DA GENGIVA ADERENTE:-

A espessura da gengiva é determinada geneticamente e está associada à forma do dente.

Por conseguinte, os tecidos moles circundantes devem ser cuidadosamente considerados quando é necessário alterar a forma ou o tamanho do dente.

O sucesso clínico dos procedimentos cirúrgicos regenerativos e periodontais depende em grande medida da espessura da gengiva que os cobre.

- **Claffey et al** - Nos casos de gengiva fina, há um aumento da quantidade de recessão após o tratamento periodontal não cirúrgico.

A impressão clínica de uma reação inflamatória mais pronunciada após a acumulação de placa em locais caracterizados por uma falta de gengiva aderente revelou-se histologicamente como sendo principalmente devida a um tecido mais fino e a uma camada de queratina concomitantemente mais fina do epitélio [**Wennstrom,Lindhe** 1983][135] . Além disso, a espessura gengival parece desempenhar um papel importante na cicatrização de feridas, bem como na gestão de retalhos durante a cirurgia regenerativa e perioplástica. (**Anderegg et al** 1995] .[136]

Medição da espessura da gengiva aderente:-

- Sondagem transgengival

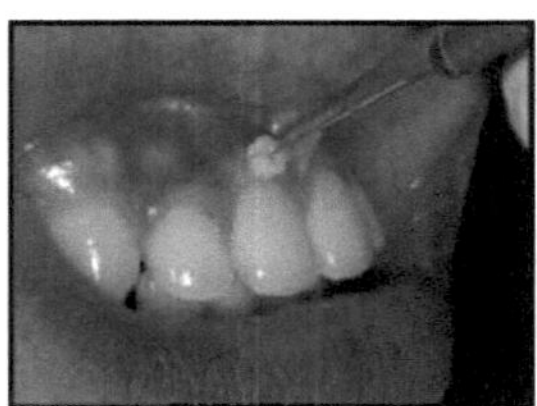

FIGURA-36

- Medições ultra-sónicas (HP Muller 1996)

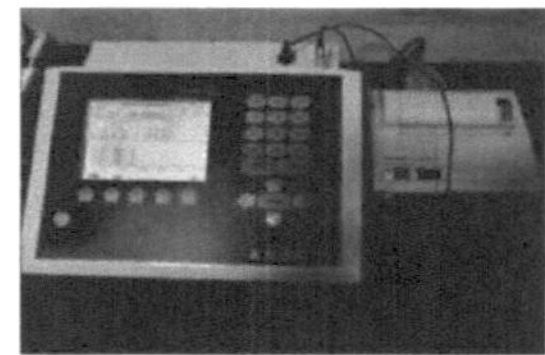

Sondagem transgengival - Gosalind et al - A espessura média da gengiva aderida é de 1,25 a 1,42 mm.

O método anterior de medir a espessura da gengiva fixada inclui técnicas traumáticas como a sondagem e a injeção de agulhas.

Medições ultra-sónicas - Os impulsos ultra-sónicos são transmitidos através da gengiva permeável ao som. Ao atingir a superfície do osso ou dos dentes, são reflectidos.

PAPEL DA GENGIVA ADERENTE NA MANUTENÇÃO DA SAÚDE PERIODONTAL

A gengiva aderente separa a gengiva livre da mucosa alveolar que, nos humanos, é um tecido conjuntivo frouxo e elástico coberto por um epitélio não queratinizado (Orban 1948).

Foi sugerido que a presença de uma certa zona de gengiva aderida é essencial para[137] a manutenção da saúde gengival,[138] prevenção da recessão gengival e[3] níveis inalterados da ligação do tecido conjuntivo (por exemplo, Gartreil & Matthews 1976, Schmid 1976). Num ensaio clínico realizado por Lang & Loe (1972), foi demonstrado que em áreas com menos de 1 mm de gengiva aderida, a inflamação persistia apesar de um ótimo controlo da placa bacteriana. Foram desenvolvidos numerosos procedimentos cirúrgicos para corrigir as chamadas "deficiências" mucogengivais (para revisão sec Nery & Davies 1976).

Observações recentes de Miyasato et al. (1977), Dorfman et al. (1980) e de Trey & Bernimoulin (1980), no entanto, questionaram o conceito de que existe uma necessidade de gengiva aderida para a manutenção da saúde gengival. Nos estudos referidos, foi demonstrado que o tecido mole marginal não inflamado pode ser estabelecido e mantido em áreas com uma zona mínima de, ou ausência de, gengiva aderida e, além disso, que na presença de placa bacteriana essas áreas não são mais susceptíveis à inflamação do que as áreas com uma largura "adequada" de gengiva aderida.

Também o conceito de que uma zona de gengiva aderida é necessária para a prevenção da recessão gengival e da perda de aderência foi recentemente questionado. Num ensaio clínico que incluiu 92 indivíduos humanos, Dorfman et al. (1980) colocaram enxertos gengivais autógenos livres num dos locais bucais bilaterais com zonas "inadequadas" de gengiva aderida. A higiene oral dos pacientes foi cuidadosamente supervisionada durante um período de 2 anos. Reexames efectuados em vários intervalos após a cirurgia revelaram que nem os locais enxertados nem os não enxertados demonstraram mais perda de fixação ou recessão da "margem de tecido mole" (ou seja, margem gengival). Hangorsky & Bissada (1980) efectuaram um estudo semelhante e confirmaram, na maioria dos aspectos, as conclusões de Dorfman et al. (1980). Lindhe & Nyman (i980) examinaram as alterações da posição da "margem de tecido mole" na superfície vestibular dos dentes em pacientes que, após tratamento de doença periodontal avançada, tinham sido inscritos num programa de cuidados de manutenção meticuloso durante 10-11 anos. Em todos os pacientes, a distância entre a junção cemento-esmalte e a margem de tecido mole foi avaliada em todas as superfícies vestibulares de todos os dentes tratados. Além disso, foi determinada a presença ou ausência de gengiva queratinizada nas superfícies vestibulares. Os autores relataram que não ocorreu nenhuma deslocação apical da posição da "margem de tecido mole" durante o período de observação, quer em áreas com, quer em áreas sem, uma zona de gengiva queratinizada. Pelo contrário, em ambos os tipos de áreas ocorreu um pequeno crescimento coronal da margem gengival durante 10-11 anos de observação.

Num estudo de Wennstrom et al. (1981) foi desenvolvido um modelo experimental em cães beagle que permitiu o estabelecimento de diferentes tipos de unidades dentogengivais. Após uma extensa rutura, produzida experimentalmente, dos tecidos periodontais, os locais doentes foram tratados cirurgicamente por técnicas em que a gengiva queratinizada foi preservada ou completamente removida. Após a cicatrização, observou-se que tinham sido estabelecidas 2 categorias diferentes de unidades gengivais, nomeadamente[139] unidades gengivais regeneradas acompanhadas por uma zona ampla de gengiva queratinizada com uma camada de queratina comparativamente espessa do epitélio de cobertura e ^{2} unidades gengivais regeneradas acompanhadas por uma zona estreita de, ou com falta de, gengiva queratinizada incluindo um epitélio oral com uma camada de queratina comparativamente fina. Em ambos os tipos de unidades gengivais, as condições não inflamadas podiam ser estabelecidas e mantidas através de medidas adequadas de controlo da placa bacteriana. Quando se permitia a acumulação de placas bacterianas nas superfícies dentárias dos cães, as unidades gengivais livres associadas a zonas largas ou estreitas de gengiva queratinizada respondiam à colonização microbiana através de uma reação inflamatória, cuja localização e extensão não variavam com a largura da gengiva queratinizada (Wennstrom et al. 1982). Concluiu-se que a capacidade de resposta inflamatória do tecido mole marginal contra a infeção da placa não estava relacionada com a ausência, presença ou largura da gengiva queratinizada.

CONCEITO **DE** BARREIRA TECIDULAR

Goldman e Cohen delinearam um conceito de "barreira tecidular" para a cirurgia mucogengival.[140]

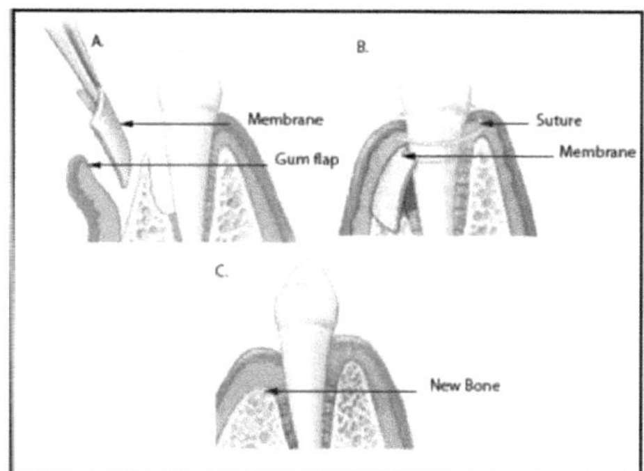

FIGURA-38

Postularam que uma banda densa de tecido conjuntivo colagénico retarda ou obstrui melhor a propagação da inflamação do que a disposição de fibras soltas da mucosa alveolar.

Sugeriram que uma barreira tecidular adequada pode ser alcançada através do aumento da zona de tecido queratinizado.

GENGIVA ADERIDA QUERATINIZADA À VOLTA DOS DENTES E IMPLANTE

A diferença anatómica básica entre o implante e o dente reside na inserção de tecido conjuntivo no colo do implante. Num dente, as fibras do tecido conjuntivo inserem-se no cemento, enquanto correm paralelamente à superfície do implante e formam uma bainha à sua volta.[141]

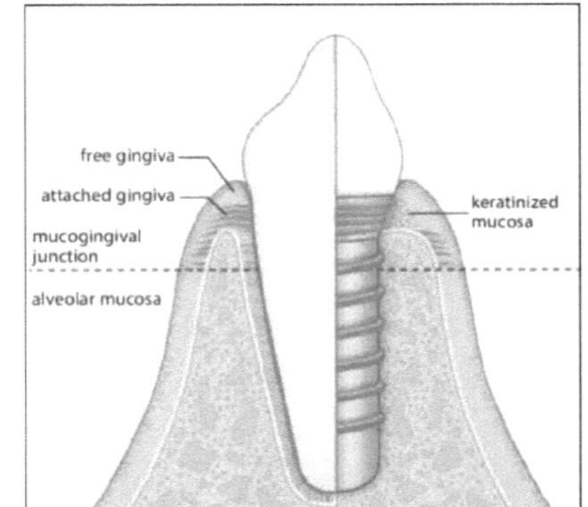

FIGURA-39 DIFERENÇA ANATÓMICA ENTRE O IMPLANTE E O DENTE

Os defensores da teoria de que é necessária uma certa quantidade de gengiva aderente à volta dos implantes apresentaram várias razões para a sua afirmação. Estas razões são impressões clínicas ou interpretações de princípios anatómicos e fisiológicos. Uma visão geral deste raciocínio é apresentada por Glick e colaboradores[142] e resumida da seguinte forma:

- A gengiva aderida ajuda a manter o conforto do paciente e a resistência ao trauma mecânico durante os procedimentos de higiene oral, especialmente em pacientes com atrofia grave em que a retração do lábio e da língua dificulta os esforços de higiene.

- Um epitélio não queratinizado pode não ser capaz de formar um epitélio juncional funcional.

- A mucosa alveolar, devido à sua natureza elástica e móvel, desafiaria constantemente o selamento epitelial à volta dos implantes, devido ao movimento funcional.

- O prolapso de tecido pode ocorrer durante a colocação ou remoção de componentes protéticos.

<u>GENGIVA ADERENTE QUERATINIZADA À VOLTA DO IMPLANTE</u> :-

➢ A ausência de mucosa queratinizada aumenta a suscetibilidade das lesões peri-implantares e da destruição induzida pela placa.

➢ A gengiva queratinizada à volta do implante tem mais hemidesmossomas.

➢ A orientação das fibras de colagénio na zona do tecido conjuntivo de um implante parece frequentemente perpendicular à superfície do implante, mas no tecido móvel não queratinizado estas fibras correm paralelamente à superfície do implante.

➢ **Schrodder et al** - a mucosa móvel pode perturbar a zona de fixação epitelial do implante e contribuir para um risco acrescido de inflamação provocada pela placa.

➢ O tecido queratinizado não móvel e o tecido queratinizado móvel são os dois tipos de mucosa que podem ser encontrados à volta dos implantes.

➢ Os auxiliares de higiene são mais confortáveis de utilizar no tecido queratinizado, uma vez que este é mais resistente à abrasão.

➢ **Mehdi Adibrad et al** afirmaram que existe uma influência significativa da largura da mucosa queratinizada na saúde dos tecidos peri-implantares.

➢ A ausência de mucosa queratinizada adequada à volta dos implantes que suportam próteses sobrepostas foi associada a uma maior acumulação de placa, inflamação gengival, hemorragia à sondagem e recessão da mucosa.

➢ **Listgartan** e **Schroeder** - é preferível localizar os implantes na mucosa mastigatória (mucosa queratinizada) - por isso, se houver gengiva inadequada, é melhor aumentar a gengiva antes de colocar o acessório.

> **Adell et al** - A fixação da mucosa é necessária para evitar que o movimento da mucosa em torno de um parafuso de cobertura exposto inflecta o trauma sobre o tecido mole marginal.

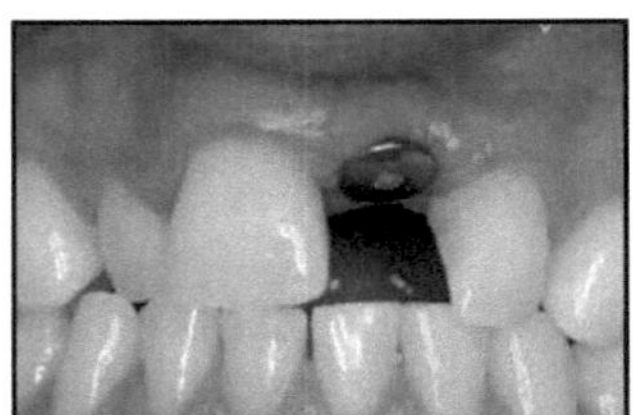

FIGURA-40 GENGIVA ADERIDA QUERATINIZADA À VOLTA DO IMPLANTE

> **Meffert et al**. preferem obter tecido queratinizado antes da colocação do implante.

Os resultados do tratamento com implantes podem ser divididos em sobrevivência e sucesso. Estudos a longo prazo demonstraram que a largura da mucosa queratinizada não tem qualquer influência nas taxas de sobrevivência dos implantes.[143,144] No entanto, em termos de sucesso, são importantes as complicações biológicas, como a peri-implantite, e as considerações estéticas em termos de recessão.

A recessão da gengiva marginal em locais de implantes na maxila anterior é uma complicação problemática. Os biótipos gengivais foram classificados com base no volume e na arquitetura em dois tipos - o tipo fino e altamente recortado e o tipo espesso e plano.

Um paciente com gengiva fina e muito recortada corre um risco elevado de recessão e de comprometimento da estética dos tecidos moles.[145] Assim, seria aconselhável assegurar uma largura adequada da gengiva aderente antes de colocar implantes em zonas estéticas.

Study	Design of study	Outcome	Conclusion and implication
Adell et al.	Cross-sectional\longitudinal study (combined results)—440 fixtures in 40 jaws	Peri-implant health maintained, mean bone loss 0.9 mm in first year	Peri-implant health can be maintained
Wennström et al	9 patients with 171 implants of >5 years; periodontal assessment, width of KM, tissue mobility were evaluated	No significant differences in GI, plaque and probing depths were found at sites with <2 mm or >2 mm KM	Lack of KM mucosa may not be crucial in maintaining soft tissue health around implants
Warrer et al. animal studies	5 monkeys with 30 implants inserted 3/12 after placement, subjected to ligature induced plaque accumulation. Clinical and histometric analyses after 6/12	Implants placed in areas with lack of KM had greater LOA and recession	Sites with lack of KM may be more susceptible to plaque induced tissue destruction around implants
Chung et al.	69 patients, 339 dental implants (smooth and rough surface implants) placement 3–24 years. Periodontal parameters assessed	No sig diff in alveolar bone loss, probing depths and modified bleeding index around implants with KM < or ≥2 mm. Some diff found for GI and plaque. Posterior teeth with lack of KM had higher GI and PI	While the absence of KM may not be associated with more bone loss, the higher susceptibility to gingival inflammation especially around posterior implants calls for more RCT to confirm the significance
Roos-Jansåker et al.	218 pts followed up for 9–14 years, factors related to peri-implant lesions were assessed at implant and patient levels	Explanatory factors for mucositis (probing ≥4 mm + BOP) include presence of keratinised mucosa, plaque and smoking	Despite adequate KM, peri-implantitis can occur in the presence of periodontitis and patients who smoke
Bouri et al.	Periodontal parameters collected for 200 dental implants including bone loss and KM (< or >2 mm)	Zones with <2 mm KM had more radiographic bone loss, GI after adjustment of confounders	A wider zone of KM may be desirable in implant placement to preserve soft tissue and hard tissue stability
Kim et al.	276 implants in 100 pts follow-up of 13 months. Periodontal parameters assessed at sites with adequate and inadequate KM	No sig difference in PI, GI, probing between sites with sufficient or inadequate KM recession and crestal resorption more marked if KM is deficient	Despite lack of diff. in gingival response, having sufficient KM may have an advantage in long term maintenance of implants
Schrott et al.	73 subjects with 386 implants-5-year follow-up. Periodontal parameter soft tissue profile least stable around implants with KM < or >2 mm	Higher PI in lingual sites, more recession in buccal sites in areas with inadequate KM	Lack of KM may make OH more difficult around less accessible sites resulting in poorer gingival health and greater soft tissue recession around areas accessible to OH

KM—keratinised mucosa; PI—plaque index; GI—gingival index; OH—oral hygiene.

QUADRO-3

No entanto, a questão da suscetibilidade para peri-implantite em locais com mucosa queratinizada mínima ou inexistente ainda é controversa. A tabela apresenta um resumo dos artigos relevantes sobre a mucosa queratinizada e as condições peri-implantares. Warrer et al.[146] colocaram 30 implantes em cinco macacos e submeteram-nos a 9 meses de acumulação de placa bacteriana.

Os implantes sem mucosa queratinizada demonstraram significativamente mais recessão do que os outros implantes. Uma nota de precaução para este estudo é o facto de a acumulação de placa ter sido induzida pela ligação dos implantes e, por conseguinte, estar relacionada com situações clínicas em que os pacientes têm uma higiene oral deficiente.

Com o mesmo desenho do estudo de Wennstrom em cães beagle, Strub et al.[147] não encontraram diferenças significativas entre implantes orais endósseos com ou sem gengiva aderente bucal, na presença ou ausência de controlo da placa bacteriana, no que diz respeito à posição da margem gengival e ao nível de aderência. Estudos clínicos longitudinais sugerem que a largura da gengiva aderida não é significativa para manter a saúde peri-implantar, desde que se mantenha o controlo da placa bacteriana.[148,149] Mericske-Stern et al.[149] , num estudo longitudinal de 5 anos sobre implantes que suportam sobredentaduras, concluíram que o tecido peri-implantar podia ser mantido, independentemente de os implantes serem inseridos na mucosa de revestimento ou na mucosa queratinizada.

No entanto, evidências recentes mostraram uma tendência oposta. Estes estudos,[150-152] , mostraram uma associação entre a saúde e a estabilidade dos tecidos moles peri-implantares e a presença de mucosa queratinizada. No entanto, estes estudos são de natureza retrospetiva. Schrott et al.[153] efectuaram um estudo longitudinal de 5 anos. Verificaram que, em pacientes com boa higiene oral, para implantes com tecidos queratinizados inferiores a 2 mm, as zonas vestibulares não foram afectadas; apenas as zonas linguais demonstraram inflamação peri-implantar, dada a maior dificuldade no controlo da placa bacteriana.

Podem existir factores específicos que afectam a importância da mucosa queratinizada em torno dos implantes. Estes factores podem aumentar a necessidade de mucosa queratinizada. A rugosidade da superfície dos implantes, o tabagismo[154] e a história de periodontite[155] são alguns dos factores que foram sugeridos, mas ainda não foi elucidada uma tendência clara.

O relatório do 6° Workshop Europeu de Periodontologia[156] e a Cochrane Review 2007[157] concluíram que não existem provas científicas, mas que o aumento à volta dos implantes pode ser indicado em determinadas situações. Em geral, o peso da literatura atual mostra que o prognóstico de implantes endósseos com uma largura estreita ou ausente de gengiva aderente é bom. A saúde peri-implantar pode ser mantida se a higiene oral for correta. No entanto, em áreas de grande preocupação estética ou com dificuldades no controlo da placa bacteriana, seria desejável ter um implante a emergir da mucosa queratinizada. Publicações mais recentes analisaram os procedimentos cirúrgicos contemporâneos para aumentar a quantidade de mucosa queratinizada, de modo a atingir exigências estéticas e funcionais previsíveis.[158,159] A investigação futura pode ser direcionada para resultados centrados no paciente, para avaliar a perceção de saúde e conforto do paciente na presença e ausência de gengiva mucosa queratinizada.

GENGIVA FIXADA EM IMPLANTE DENTÁRIO

O significado clínico da gengiva aderente à volta do implante é o facto de impedir a propagação da inflamação e a recessão do tecido marginal proporcionar um colar apertado à volta do implante e permitir ao doente manter a higiene oral.

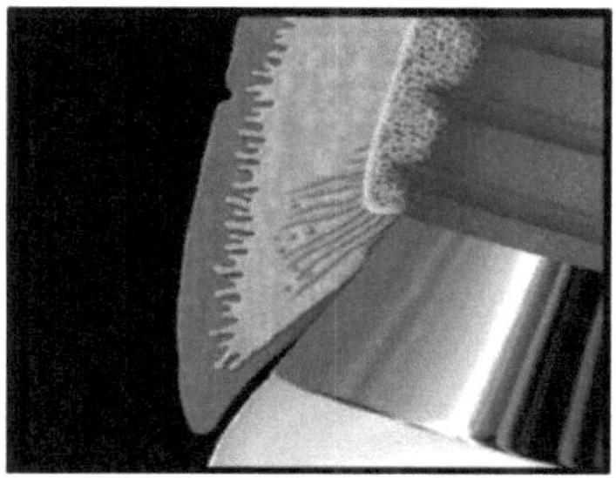

FIGURA-41

Estudos clínicos longitudinais não identificaram diferenças significativas no crescimento da recessão do implante com ou sem mucosa queratinizada.[160] No entanto, verificou-se que a ausência de uma área adequada de gengiva aderente foi associada a uma elevada acumulação de placa bacteriana e inflamação gengival. A gengiva queratinizada e não mobilizada é importante à volta do implante. A mucosa móvel pode perturbar a zona de fixação epitelial dos implantes e aumentar o risco de inflamação induzida pela placa bacteriana.[161]

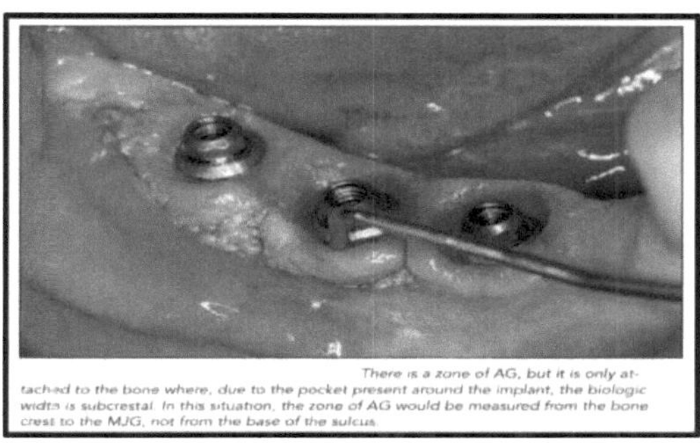

A gengiva queratinizada tem a orientação das fibras de colagénio perpendicular à superfície do implante.[162] Evita a propagação da inflamação causada pela placa bacteriana.[163] Os auxiliares de higiene são mais confortáveis no tecido não móvel queratinizado. Também proporciona um colar apertado à volta do implante. **Meffert et al** preferem obter tecido queratinizado antes da colocação do implante.[164] Mehdi adibradstatou que existe uma influência importante da largura da mucosa queratinizada na saúde dos tecidos peri-implantares.[165]

A fixação da mucosa é necessária para evitar que o movimento da mucosa em torno de um parafuso de cobertura exposto inflecta o trauma sobre o tecido mole marginal.[166] É preferível localizar os implantes na mucosa mastigatória. Assim, se a gengiva for inadequada, é preferível aumentar a gengiva antes da colocação do acessório.

Lindhe et al colocaram um fio de ligadura à volta dos implantes dentários para induzir a peri-implantite e registaram uma perda óssea extensa à volta da área dos implantes.[167] **Warrer et al** verificaram que, quando há ausência de gengiva aderente, o local do implante é mais propenso a inflamação e perda óssea. Chung et al referiram que mais índices de placa e gengivais estão relacionados com a ausência de gengiva aderente, particularmente em implantes colocados em sextantes posteriores.

Bouri realizou um estudo transversal para determinar uma associação entre a largura da mucosa queratinizada e a saúde do implante.[168] Verificou-se que a área estreita de tecido queratinizado no tecido de suporte do implante apresentava mais placa bacteriana e sinais de inflamação com mais perda de osso alveolar do que a zona mais larga de tecido queratinizado. A progressão da mucosite peri-implantar para perimplantite é fortemente limitada pelo conceito de barreira tecidular da gengiva

aderente.

GENGIVA ADERENTE NA TERAPIA ORTODÔNTICA

A relação entre a ortodontia e a periodontia assemelha-se muitas vezes a uma simbiose. A saúde periodontal é melhorada pelo movimento dos dentes desalinhados, enquanto o movimento dos dentes ortodônticos é muitas vezes facilitado pelo tratamento periodontal. Para o tratamento ortodôntico, a gengiva aderida deve ser saudável e a recessão gengival não deve estar presente.[169] A perda de gengiva aderida saudável e a recessão gengival afectam gravemente o tratamento ortodôntico. As áreas onde existe uma ausência de gengiva aderida têm mais inflamação do que as áreas onde existe uma zona mais ampla de gengiva aderida.[170,171]

Para evitar a perda imprevisível de inserção e a recessão, o aumento da gengiva é indicado antes do tratamento ortodôntico para melhorar o tecido mole à volta do dente.[172] Isso é feito no caso de o tecido ser de biótipo fino, mas se o tecido for espesso, é feita uma reavaliação da necessidade de aumento após a conclusão do tratamento ortodôntico. Assim, antes de se efetuar o tratamento ortodôntico, o ortodontista deve avaliar se existe uma zona mínima de gengiva aderente à volta dos dentes de interesse.

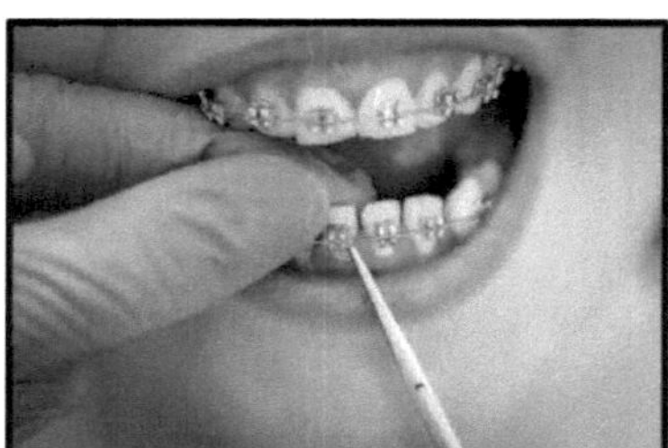

FIGURA-43

De acordo com **Dannan** (2008), o alinhamento e o nivelamento dos dentes ortodônticos não resultam em alterações significativas na largura da gengiva queratinizada quando é assegurado um controlo adequado da placa bacteriana, o que foi observado num estudo realizado em 10 pacientes com apinhamento dentário frontal sob tratamento ortodôntico. Estudos realizados em macacos demonstraram que a recessão e a perda de inserção durante o movimento ortodôntico dos dentes se deve à inflamação induzida pela placa bacteriana e ao volume do tecido mole marginal, e não à largura da gengiva queratinizada e aderida. Outro estudo experimental mostrou que, desde que o dente seja deslocado dentro do envelope do processo alveolar, o risco de efeitos colaterais adversos nos tecidos moles periféricos é mínimo. Os tecidos finos e delicados são muito mais propensos à recessão durante a ortodontia do que os tecidos normais ou espessos.

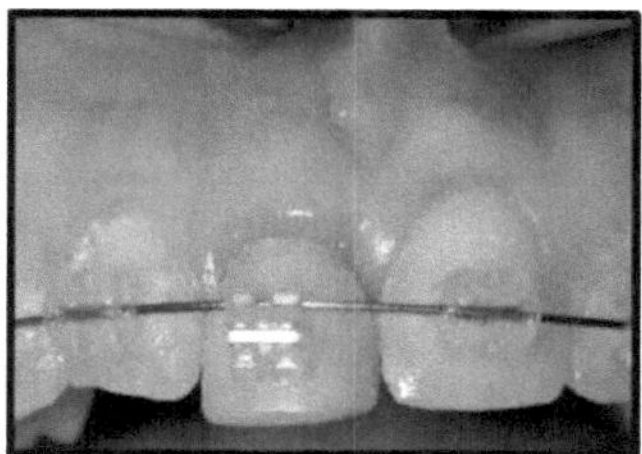
FIGURA-44

A GENGIVA ADERENTE EM ODONTOPEDIATRIA E ORTODONTIA:-

A prevalência de problemas mucogengivais em pacientes pediátricos é de 12-19%, conforme estimado numa amostra de 100 pacientes, e de 7,8% noutro estudo com 688 moldes de crianças em que foi estudada a recessão nos dentes incisivos inferiores. De acordo com Maynard e Ochsenbein, a largura da mucosa queratinizada depende do padrão de erupção do dente, ou seja, se é labial ou lingual e também da posição final do dente no alvéolo. Por exemplo, a erupção labial está associada a uma placa labial fina e a uma menor largura da gengiva aderida.

Bimstein et al. salientaram que, imediatamente após a erupção, os dentes permanentes não têm qualquer gengiva anexa, uma vez que a profundidade do sulco excede a largura da gengiva queratinizada. A gengiva aderente aumenta gradualmente de tamanho e pode levar vários anos até atingir o tamanho adulto.

Andin-Sobocki monitorizou longitudinalmente a gengiva facial em crianças durante 2 anos. Relataram que a mudança na largura da gengiva anexa ocorreu, mas foi variável, com as maiores mudanças observadas nas gengivas que eram estreitas na linha de base. Os mesmos autores também mostraram que, à medida que os dentes mudavam de posição durante a transição da dentição primária para a permanente, também ocorria uma mudança espontânea correspondente na largura da gengiva aderida. Seria prudente aplicar os princípios da odontologia de intervenção mínima em pacientes pediátricos e monitorizar os locais com uma largura inadequada da gengiva aderida. Também foi provado posteriormente que, com uma seleção cuidadosa dos casos, a retração lingual pode provocar um aumento da largura da mucosa queratinizada. Assim, uma intervenção cirúrgica em pacientes pediátricos raramente é indicada.

Maynard e Ochsenbein sugeriram o enxerto gengival para locais com menos de 2 mm de gengiva aderida antes do tratamento ortodôntico para prevenir a recessão. Steiner et al. relataram: "Se um dente é movido para fora do processo alveolar, ele também pode se mover para fora de sua cobertura gengival". Em contraste, Karring et al., em 1982, relataram que "o movimento labial do dente não estava necessariamente associado à perda de inserção do tecido conjuntivo". A recessão ocorre quando o dente se moveu para fora do alvéolo, mas se recupera quando o dente é retraído.

Wennstrom et al.[173] atribuíram a variabilidade dos resultados às diferenças na quantidade de deslocamento dentário para vestibular, à magnitude da força aplicada, à presença/ausência de placa bacteriana nas regiões submetidas ao movimento dentário e às diferenças nas dimensões gengivais. O conceito apresentado por ele foi:

1. A recessão não ocorrerá enquanto o dente for movido dentro do alojamento alveolar.

2. Uma deiscência óssea é um fator predisponente para a recessão.

3. Se o dente for movido de volta para o alvéolo, o osso reformar-se-á (dependendo da quantidade perdida).

4. A espessura da gengiva, e não a altura apico-coronal, é o principal fator dos tecidos moles que determina a ocorrência de recessão. Para testar a hipótese acima referida, realizou uma experiência em 5 macacos adultos. Toda a mucosa queratinizada foi excisada do incisivo central e lateral maxilar direito ou esquerdo. Os segundos pré-molares foram extraídos e num dos lados foi removida toda a mucosa queratinizada. Seis meses mais tarde, foram colocados aparelhos ortodônticos para mover os incisivos centrais para fora da sua placa óssea e para mover os pré-molares para distal, de modo a contactarem com o molar distal. Os incisivos laterais e os primeiros molares serviram como controlos não tratados. Após 4-5 meses, foram registadas as seguintes alterações. Após a excisão cirúrgica, uma zona estreita de gengiva queratinizada tinha-se formado em todos os dentes. Não ocorreram alterações significativas na largura da mucosa queratinizada durante o movimento ortodôntico. A perda de inserção ocorreu nos locais de teste e de controlo, independentemente da largura da gengiva queratinizada. Assim, concluiu que a recessão e a perda de inserção não estão relacionadas com a largura da gengiva queratinizada durante o movimento ortodôntico dos dentes.

A perda de inserção pode ou não ocorrer após o movimento ortodôntico. Se o volume do tecido conjuntivo for menor, as fibras ficarão esticadas se o dente for movido para vestibular, e isso pode manifestar-se como recessão. Na presença de gengivite induzida por placa bacteriana, uma unidade gengival fina (pequeno volume) é mais suscetível de se romper completamente do que uma unidade espessa. Estes resultados foram validados em estudos futuros. Entre eles, é digno de nota o estudo de Yared et al. Este encontrou uma correlação entre a espessura da margem gengival livre e a incidência de recessão. A espessura gengival inferior a 0,5 mm foi relacionada com recessão mais frequente e mais grave em dentes anteriores mandibulares durante a proclinação.

Um estudo recente de Levin et al. indicou que outras retenções de placa com retentores fixos também deveriam ser consideradas. Um resumo dos resultados dos vários artigos é apresentado na Tabela.

Summary of papers on keratinised/attached gingival in children and orthodontics.			
Study	Design of study	Findings	Conclusion and implications
Ainamo and Talari	40 dental students (age 20–30 years) and 40 adults (age 39–51 years): metal wire attached at MGJ and OPG taken	The width of attached gingival increased with age. The position of MGJ relative to lower border of mandible did not increase with age	MGJ position is stays constant but width of attached gingiva increases as the teeth erupt passively
Wennström et al.	5 adult monkeys—maxillary centrals and premolars. After baseline examination incisors were moved labially for 3–4 months. After 1 month retention, histology was done	The gingivae showed recession. Only 2 teeth showed loss of attachment	If the tooth is moved within the alveolar housing, recession will be unlikely to occur
Andlin-Sobocki and Bodin	96 children (age 6–12 years) examined twice with interval of 2 years. Only well aligned teeth considered	Increases in width of attached gingival was observed	In children of this age the width of attached gingiva should be monitored if minimal
Yared et al.	34 adults who had completed ortho Tx periodontal evaluation around mandibular incisors was done	(i) No correlation between recession and BOP, plaque; (ii) negative correlation was found between recession and keratinised gingival height and thickness of the facial gingival margin	Thickness of KM is more relevant in determining predisposition to recession
Levin et al.	92 young adults age 18–26; 64 had post-orthodontic Tx periodontal parameters around anterior teeth plaque, bleeding on probing, recession	31.4% with past ortho Tx had worse gingival health and more recession than non-treated subjects (10.2%). The proportion of those with fixed retainer had more recession than those without fixed retainer	

Tx—treatment; MGJ—mucogingival junction; BOP—bleeding on probing.

QUADRO-4

Uma visão geral sobre os efeitos da má oclusão e da ortodontia na saúde periodontal é fornecida por Bollen. As implicações clínicas destes estudos são que, se se prevê que o movimento ortodôntico se situe dentro do alvéolo ósseo e se o doente conseguir manter um controlo adequado da placa bacteriana, não está indicado o aumento gengival.

No entanto, se for provável que o movimento dentário ortodôntico possa causar deiscência, então devemos avaliar a espessura do tecido gengival. O aumento gengival é indicado antes do movimento dentário ortodôntico se o tecido for fino para evitar a perda imprevisível de inserção. Por outro lado, se o tecido gengival for espesso, pode-se optar por reavaliar a necessidade de aumento após o término do tratamento ortodôntico.

PRINCÍPIOS GERAIS DA CIRURGIA MUCOGENGIVAL[174]

* A gengiva queratinizada existente deve ser sempre mantida.

* A exposicão do osso para aumentar a zona de gengiva queratinizada está contra-indicada (wilderman1964).

* Quando existe uma zona adequada de gengiva queratinizada, a profundidade vestibular não é um fator.

<u>**CLASSIFICAÇÃO DA CIRURGIA PERIODONTAL**</u>.

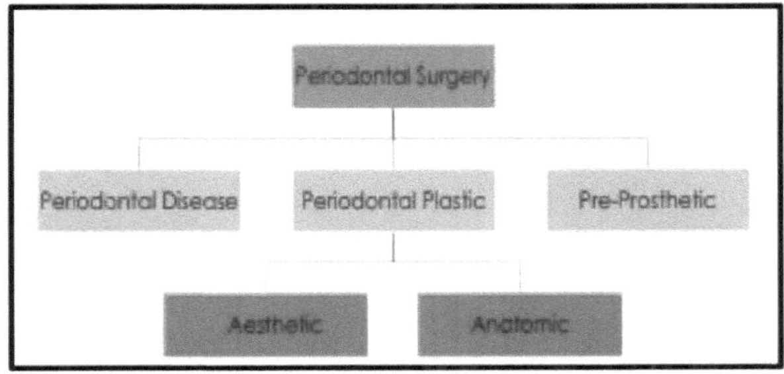

FIGURA-45

PROCEDIMENTOS CIRÚRGICOS MUCOGENGIVAIS EM CRIANÇAS E JOVENS:-

Maynard e Ochsenbein[175] afirmaram que existe um maior risco de recessão gengival em dentes permanentes recém-erupcionados com uma zona gengival estreita. Segundo os autores, essa era a indicação para a realização de enxertos gengivais, principalmente antes do tratamento ortodôntico. Antigamente, alguns procedimentos cirúrgicos mucogengivais eram realizados rotineiramente, pois acreditava-se que a falta de correção de uma zona gengival estreita na infância poderia causar defeitos mucogengivais em adultos.[176] Ao considerar um procedimento cirúrgico, deve ter-se em conta o facto de que, durante a dentição mista, a largura da gengiva aderente diminui apenas temporariamente.[177-179] Quando os dentes permanentes erupcionam completamente, ocorre um aumento gradual da largura da gengiva.[180] Uma diminuição da largura da gengiva na dentição mista pode ser causada por uma maior profundidade do sulco e pelo movimento vestibular dos dentes recém-erupcionados.[78,181] Neste período, também pode ocorrer uma maior acumulação de placa bacteriana, resultando em gengivite.[177] Se a higiene oral for mantida, o risco de recessão é significativamente limitado.[182] A ausência de infamação da margem gengival é o fator mais importante na redução ou eliminação das recessões gengivais.

As recessões nas crianças diminuíram com a idade, apesar do facto de, na linha de base, ter sido observada uma zona estreita de gengiva aderida ou nenhuma gengiva aderida.[183] A espessura da gengiva é mais importante do que a sua largura. Por conseguinte, a espessura da gengiva deve ser examinada antes do tratamento ortodôntico, especialmente quando está planeado o movimento vestibular.[184] O enxerto gengival deve ser considerado apenas em casos de espessura gengival limitada.

O tratamento não cirúrgico deve ser considerado em primeiro lugar.[185] A observação é recomendada em dentes mal posicionados, bem como em dentes normalmente posicionados com uma gengiva aderida estreita. A erupção normal dos dentes ou o alinhamento ortodôntico podem resultar em alterações das dimensões da gengiva queratinizada e aderida.[186,187] Estas alterações devem ser consideradas antes de planear um procedimento cirúrgico na região dos incisivos mandibulares. A área pode ser afetada por grandes anexos de frena e músculos, muitas vezes coexistindo com um vestíbulo raso da cavidade oral. Esta situação pode causar a síndrome de tração da margem gengival, o que favorece a acumulação de placa bacteriana e o desenvolvimento de gengivite. Nestas situações, pode ser efectuada uma frenectomia isolada ou procedimentos de aprofundamento do vestíbulo oral para remover a frena anormal. Estes são métodos alternativos ao enxerto gengival efectuado para cobrir recessões. A vestibuloplastia de Kazanijan pode ser efectuada em crianças, uma vez que não impede o enxerto de gengiva no futuro.

<u>MÉTODOS E INDICAÇÕES PARA A CIRURGIA MUCOGENGIVAL :-.</u>

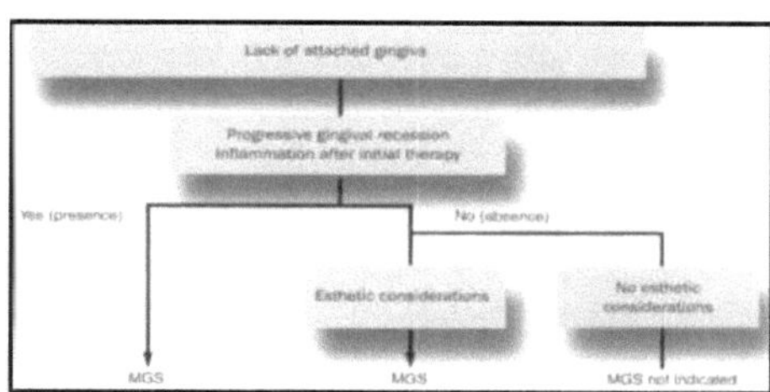

FIGURA-46

Friedman[1] descreveu a cirurgia mucogengival (MGS) como uma cirurgia plástica que diz respeito às relações entre os tecidos mucogengivais e a gengiva anexa, a mucosa alveolar, o frénulo, a fixação muscular e o vestíbulo. Existem vários métodos cirúrgicos para várias condições e objectivos, mas nenhum método satisfaz todos os objectivos. O principal objetivo da cirurgia mucogengival é melhorar o ambiente periodontal, aumentando a gengiva aderida e proporcionando cobertura radicular (Tabela).

OBJECTIVES AND METHODS OF MUCOGINGIVAL SURGERY

1. Increasing the width of the attached gingiva
   a. Partial-thickness, apically positioned flap surgery
   b. Pedicle gingival grafts (full or partial thickness)
      - Laterally positioned flaps
      - Double papilla flaps
      - Multiple interdental papilla grafts
      - Edentulous-area pedicle grafts
   c. Free autogenous gingival grafts
   d. Connective tissue grafts
      - Free connective tissue grafts
      - Subepithelial connective tissue grafts
2. Root coverage (explained in detail in Chapter 6)
3. Frenum surgery

FIGURA-47

A cirurgia mucogengival é adequada quando há pouca gengiva aderida e inflamação persistente (após a terapia inicial) ou em áreas com recessão gengival avançada. No entanto, é desnecessária quando a gengiva estreita é saudável ou não existe gengiva aderida. A maioria dos casos de doença periodontal avançada que requerem próteses periodontais ou próteses sobre implantes não têm gengiva aderente, têm bolsas periodontais profundas ou têm defeitos intra-ósseos. Nestes casos, a cirurgia mucogengival não está indicada devido à presença de inflamação gengival. A consideração importante é se existe ou não uma faixa suficiente de gengiva aderida. Isto irá determinar a abordagem cirúrgica às bolsas periodontais ou defeitos intra-ósseos. Ao considerar a cirurgia mucogengival e os métodos cirúrgicos, devem ser tidos em conta os problemas relacionados com a faixa de gengiva aderente, o defeito ósseo e a bolsa periodontal.

Existem três factores principais:

1. Faixa de gengiva aderente

2. Presença de defeito ósseo

3. Se o fundo da bolsa periodontal ultrapassa a junção mucogengival.

Se houver uma faixa estreita ou nenhuma faixa de gengiva aderida, há dois usos possíveis da cirurgia mucogengival. Se existir um defeito ósseo e se a bolsa periodontal se estender para além da junção mucogengival, é desejável, como um pré-tratamento para gerir o defeito intraósseo, aumentar a gengiva aderida através de cirurgia mucogengival para facilitar a cirurgia de retalho.[188]

Na ausência destes problemas, os métodos cirúrgicos devem ser determinados pelo

1) Espessura do processo alveolar,

2) Existência de deiscência óssea,

3) Posição do dente na arcada dentária e protrusão radicular e

4) Espessura da gengiva.

TÉCNICAS PARA AUMENTAR A LARGURA DA GENGIVA ADERENTE

A largura da gengiva aderida deve ser aumentada em condições tais como o controlo da placa bacteriana do paciente, para dentes com uma aderência frenal anormal, pouca ou nenhuma gengiva aderida em dentes que requerem restauração protética ou terapia ortodôntica, profundidades de bolsa que se estendem para além da mucosa alveolar. Antigamente, a técnica do retalho reposicionado apicalmente era utilizada pelos cirurgiões para aumentar a largura. Nesta técnica, os cirurgiões aumentam ou preservam a gengiva existente, movendo o tecido na direção apical.

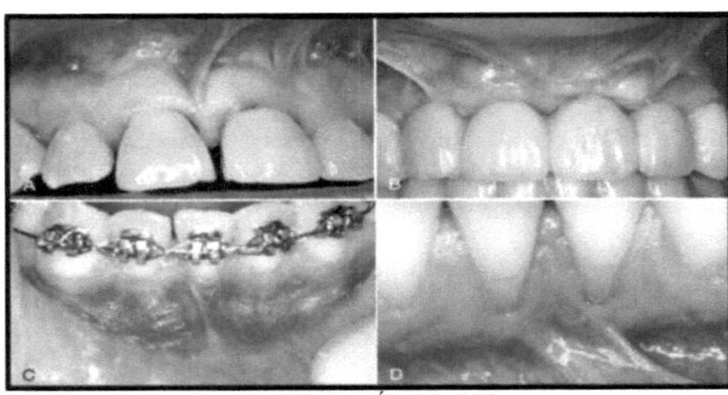

ANEXOS DE FRÉNULO ALTO.
FIGURA-48 (A,B,C,D)

(A) FRÉNULO ENTRE OS INCISIVOS CENTRAIS SUPERIORES.
(B) FRÉNULO LIGADO À SUPERFÍCIE FACIAL DOS INCISIVOS LATERAIS SUPERIORES.
(C) FRÉNULO LIGADO À SUPERFÍCIE FACIAL DE UM INCISIVO MANDIBULAR.
(D) FRÉNULO LIGADO À SUPERFÍCIE FACIAL DE UM INCISIVO.

São utilizadas numerosas técnicas para resolver os problemas mucogengivais. A seleção adequada de uma técnica deve basear-se na previsibilidade do sucesso, que se baseia em critérios específicos. Os critérios seguintes são utilizados para a seleção das técnicas mucogengivais:

1. Local cirúrgico livre de biofilme, cálculo e inflamação.

2. Fornecimento adequado de sangue ao tecido do dador.

3. Anatomia das zonas recetora e dadora.

4. Estabilidade do tecido enxertado no local recetor.

5. Trauma mínimo no local da cirurgia.

Aumento da gengiva apicalmente à recessão:-

- Autoenxerto gengival livre
- Auto-enxerto de TC livre
- Retalho deslocado apicalmente

Aumento gengival coronal à recessão (recobrimento radicular):-

- Autoenxerto gengival livre
- Auto-enxerto de T.C. livre
- Enxerto pedicular-
    1. aba posicionada horizontalmente
    2. retalho posicionado coronalmente
- Enxerto C.T. subepitelial
- GTR
- Técnica da bolsa e do túnel

RETALHO DESLOCADO APICALMENTE-

- É efectuada uma incisão interna em bisel.
- Não deve estar a mais de 1 mm da crista da gengiva e direcionada para a crista do osso.
- É feita uma incisão crevicular seguida da elevação inicial do retalho, depois é efectuada uma incisão interdentária e são removidas as cunhas de tecido que contêm a parede da bolsa.

- São efectuadas incisões verticais que se estendem para além da junção mucogengival.

- O retalho de espessura total é elevado por dissecção romba com elevador periosteal.

- Espessura da divisão elevada usando dissecção afiada com lâmina BP.

- Após remoção do tecido de granulação, destartarização e alisamento radicular, e cirurgia óssea, se necessário, o retalho é deslocado apicalmente.

- Sutura de funda em espessura total, laçada direta em retalho de espessura dividida.

- Coloca-se uma folha de alumínio seca sobre a aba antes de a cobrir com a embalagem.

<u>RETALHO APICALMENTE REPOSICIONADO MODIFICADO (MARF)-</u>

Foi introduzida uma modificação de um retalho reposicionado apicalmente. Quando comparada com a técnica original, esta técnica preserva a gengiva marginal, evitando assim o risco de recessão. Neste método, é utilizada uma sonda periodontal ou uma agulha anestésica para detetar a presença de deiscência óssea e, em seguida, a mucosa alveolar é corada com uma solução de iodo para delinear a largura da gengiva aderida e queratinizada. É efectuada uma incisão horizontal na porção aderida da gengiva queratinizada, ligeiramente localizada apicalmente à crista alveolar.

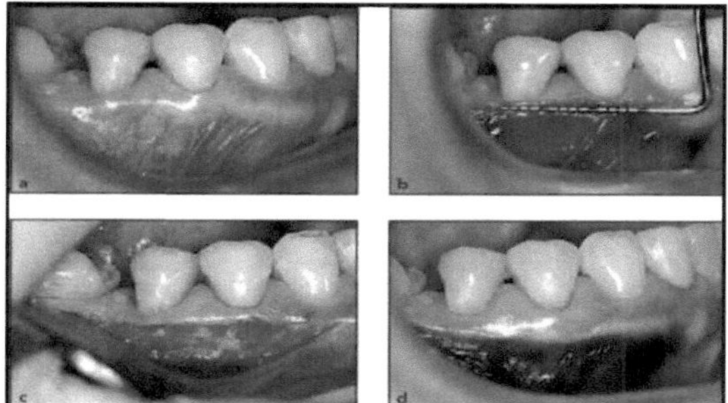

FIGURA-49 RETALHO APICALMENTE REPOSICIONADO MODIFICADO (MARF)

O tamanho dos dentes e o contorno da gengiva determinam a extensão mesial e distal da incisão horizontal. Foram efectuadas duas incisões verticais nas extremidades mesial e distal que ligam a incisão horizontal. Em seguida, o retalho é elevado, movido apicalmente e posicionado no nível desejado.

ENXERTO GENGIVAL LIVRE-

Enxerto gengival livre[189] é outro método cirúrgico para aumentar a gengiva aderida. Nesta técnica, um pedaço de gengiva é removido do local doador e colocado no local recetor.

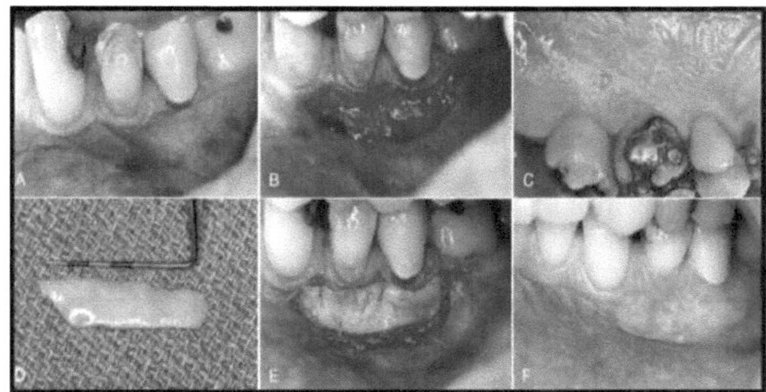

FIGURA-50 (A,B,C,D)

113

Antes do restabelecimento da vascularização, os vasos sanguíneos cortados fornecem nutrição ao enxerto gengival livre. No dia seguinte, a vascularização é restabelecida através da anastomose.

ENXERTO DE TECIDO CONJUNTIVO SUB-EPITELIAL

O enxerto de tecido conjuntivo subepitelial[190] é outra técnica utilizada para aumentar a gengiva aderida. Esta técnica foi descrita por Langer e Langer em 1985.

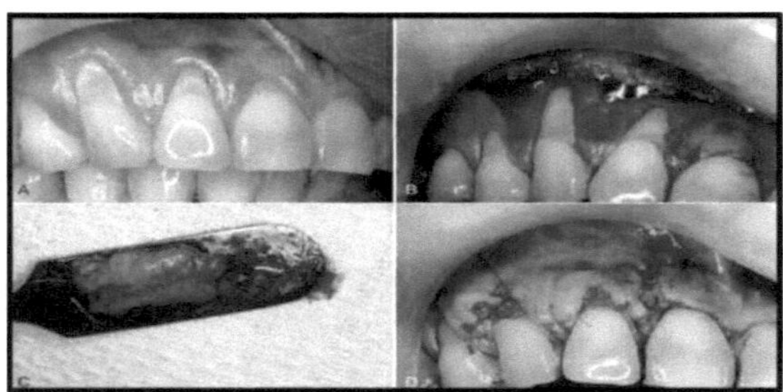

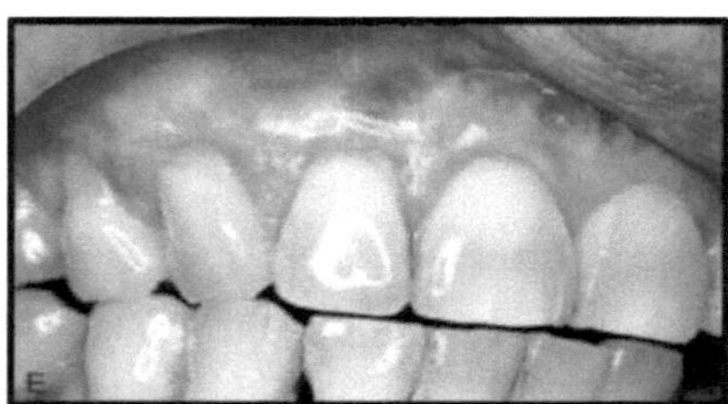

FIGURA-51 (A,B,C,D,E)

(A)   VISTA PRÉ-OPERATÓRIA, MOSTRANDO A RECESSÃO NOS DENTES #6 A #8

(B)   O RETALHO DE ESPESSURA PARCIAL É ELEVADO NOS DENTES #6 E #7. AS PAPILAS INTERDENTAIS NÃO SÃO INCLUÍDAS NO RETALHO, NEM A ÁREA DA MARGEM GENGIVAL DO DENTE #8, QUE FOI TRATADA POR MEIO DE UM RETALHO DESLOCADO CORONALMENTE.

(C)   TECIDO CONJUNTIVO DO PALATO.

(D)   COLOCADO SOB O RETALHO E COBRINDO ÁREAS RECUADAS APROXIMADAMENTE ATÉ À JUNÇÃO CEMENTO-ESMALTE. AS SUTURAS ESTÃO NO SÍTIO.

Indicado em dentes com uma ou várias raízes expostas. São transplantados enxertos livres de tecido conjuntivo sem epitélio e, em seguida, os enxertos são cobertos com epitélio, apresentando assim caraterísticas semelhantes ao epitélio normal. A taxa de sucesso do enxerto de tecido conjuntivo é elevada devido ao duplo fornecimento de sangue a partir da base do tecido conjuntivo e do retalho recetor. Quando comparado com o enxerto gengival livre, o enxerto de tecido conjuntivo subepitelial oferece uma desnudação palatina mínima e evita a formação de queloide.

CONCLUSÃO

A gengiva não só protege o tipo de pele que está intimamente adaptada ao colo dos dentes, como também cobre o osso que contém as raízes dos dentes. A gengiva tem três tipos principais com diferentes tipos de células presentes, como os melanócitos, as células de Langerhan, as células de Merkel, etc., e fibras como as fibras de colagénio, as fibras de elastina, as fibras de oxitalina, etc. Uma gengiva saudável, pontilhada e cor-de-rosa, não só melhora a estética de uma pessoa, como também mantém uma higiene oral adequada. Qualquer dano na gengiva pode causar doenças e alterações no seu revestimento e células, pelo que se deve ter um cuidado adequado com a gengiva.

A largura da gengiva aderida varia para cada dente. Há uma grande variação na largura da gengiva aderida entre os pacientes, mas o padrão de variação é consistente. Há um aumento na largura média da gengiva aderida da dentição decídua para a dentição adulta. As larguras médias da gengiva aderida para dentes individuais são aproximadamente as mesmas para homens e mulheres. A largura total da gengiva aderida é maior na maxila do que na mandíbula. Os dentes que são proeminentes na arcada, como o cúspide e o bicúspide mandibulares, têm uma zona estreita de gengiva aderida. Um dente em labio ou buccoversão tem uma zona mais estreita de gengiva aderida do que o dente correspondente, corretamente alinhado, no lado oposto da arcada. Um dente em linguoversão tem uma zona mais larga de gengiva aderida do que o dente correspondente corretamente alinhado no lado oposto da arcada. Frênulos altos e anexos musculares altos estão normalmente associados a larguras estreitas de gengiva aderida. A recessão resulta numa zona mais estreita de gengiva aderida. É possível manter uma gengiva clinicamente saudável apesar de uma zona de fixação muito estreita (menos de 1 mm). É necessária alguma largura de gengiva aderida para a saúde oral.

A avaliação da largura da gengiva aderida em toda a arcada dentária revela diferentes larguras em diferentes áreas da cavidade oral. A largura máxima está na área dos incisivos superiores, enquanto a menor largura está na área do primeiro molar inferior. A idade dos pacientes afecta a largura da gengiva anexa, enquanto as mulheres apresentam uma maior largura da gengiva anexa.

A largura adequada da gengiva aderida cobre os componentes essenciais, impede a propagação da inflamação e ajuda a manter um periodonto saudável. Uma quantidade adequada de gengiva aderida fornece uma base estável para manter uma boa higiene oral.

Os cuidados integrais asseguram o desenvolvimento correto da criança desde os primeiros anos. Durante o desenvolvimento da criança, ocorrem alterações essenciais na morfologia do complexo mucogengival, tais como: crescimento ósseo, alterações na largura da gengiva aderida e queratinizada. Além disso, são observadas alterações no alinhamento e na posição dos dentes. As alterações fisiológicas que ocorrem durante o desenvolvimento devem ser identificadas antes de se efetuar a cirurgia mucogengival em crianças. O tratamento cirúrgico das recessões, incluindo o enxerto gengival, deve ser precedido de observação e adiado até o alinhamento final dos dentes, o que pode permitir o aumento da gengiva e a redução espontânea das recessões.

Uma gengiva queratinizada saudável à volta dos implantes dentários resulta num sucesso e manutenção mais previsíveis do implante. A gengiva queratinizada proporciona estabilização ao periodonto, protege os dentes e os implantes de traumas mastigatórios e externos, e proporciona uma barreira ao infiltrado inflamatório. Os implantes devem ter uma quantidade mínima de 2 mm de gengiva queratinizada para manter a saúde. Os implantes com menos de 2 mm de gengiva queratinizada apresentam sinais clínicos de inflamação, com aumento da hemorragia à sondagem e vermelhidão. A advertência mantém-se: A inflamação persistente à volta de um implante pode contribuir para o insucesso posterior. Aumento da gengiva antes da colocação do implante para evitar o insucesso futuro quando a gengiva queratinizada é mínima. A reconstrução da gengiva queratinizada em áreas deficientes, utilizando técnicas como o enxerto gengival livre ou o enxerto de tecido conjuntivo subepitelial, deve ser empregue antes da colocação do implante.

Os problemas mucogengivais ocorrem quando uma faixa inadequada de gengiva aderida está presente num dente. A adequação da faixa de gengiva aderida não é medida como um número preciso de milímetros de tecido aderido, mas é determinada por factores como a idade do doente, as suas práticas de higiene oral, as suas necessidades dentárias e experiências dentárias passadas e a existência de recessão e as suas sequelas quando o doente vai ao dentista pela primeira vez. Os dentes podem estar predispostos à recessão devido à falta de uma faixa adequada de gengiva aderente e ao mau posicionamento do dente, de modo que as raízes são proeminentes e podem apresentar deiscências ósseas. A recessão pode ser precipitada por uma escovagem vigorosa dos dentes (especialmente com uma escova mais dura), laceração, inflamação menor recorrente ou factores iatrogénicos. Embora os dentes não sejam perdidos diretamente como resultado de problemas mucogengivais, estes problemas são ignorados, correndo-se um risco considerável. Tal como a gengivite não resulta diretamente na perda de dentes, mas conduz à periodontite (com possível perda de dentes) quando ignorada, a recessão é frequentemente seguida de cárie radicular ou doença periodontal inflamatória (com possível perda de dentes) e problemas estéticos quando ignorada. Quando uma faixa inadequada de gengiva aderida está presente num dente, então, o enxerto gengival livre ou o enxerto pedicular deve ser considerado, mesmo profilaticamente. Cada terapeuta deve pesar todos os factores positivos e negativos relacionados com a intervenção cirúrgica numa base de caso individual.

BIBLIOGRAFIA

1. **Pradhan S, Shrestha B**. Correlação entre a largura da gengiva aderente e a manutenção da higiene oral e a saúde gengival. *JNepal Soc Perio OralImplantol.* 2020;4(7):5-9.

2. **Wennstrom J.L**. Ausência de associação entre a largura da gengiva aderida e o desenvolvimento de recessão dos tecidos moles: Um estudo longitudinal de 5 anos. *J Clin Periodontol* 1987;14: 181-184.

3. **Pejcic, A**. A largura da gengiva aderente e a sua variabilidade em pessoas com um estado periodontal saudável. *Ata Stomatologica Naissi.* 2017;33(75): 1703 -1717.

4. **Orban B**. Estudo clínico e histológico das caraterísticas da superfície gengival. *Oral Surg Oral Med Oral Pathol* 1948; 1:827-41.

5. **Lozdan J, Squier CA**. A histologia da junção mucogengival. *J Periodontal Res* 1969; 4(2):83-93.

6. **Rose ST, App GR**. Um estudo clínico do desenvolvimento da gengiva anexa ao longo do aspeto facial dos dentes anteriores maxilares e mandibulares na dentição decídua de transição e permanente. *J Periodontol.* 1973;44:131-149.

7. **Bowers GM**. Um estudo sobre a largura da gengiva aderida. *JPeriodontol.* 1963;34:201- 209.

8. **Andlin-Sobocki A, Bodin L**. Alterações dimensionais da gengiva relacionadas com mudanças de posição facial/lingual dos dentes anteriores permanentes de crianças. Um estudo longitudinal de 2 anos. *J Clin Periodonto* 1993;20:219-224.

9. **Maynard JG Jr, Ochsenbein C**. Problemas mucogengivais, prevalência e

terapia em crianças. *J Periodontol.* 1975;46:543-552.

10. Peridontologia clínica 8, 9, 10ª edição - *CarranzaF.A.,* **Michael G. Newman.**

11. **Bhatia G. Kumar A, Khatri M, Bansal M, Saxena S**. Avaliação da largura da gengiva aderente utilizando diferentes métodos em vários grupos etários: Um estudo clínico. *J Indian Soc Periodontol.* 2015;19(2):199-202.

12. **Chandulal, D., Jayshri, W., & Bansal, N**. Medição da largura da gengiva anexada em uma subpopulação indiana. *Indian JDent Adv.* 2016; 8(1): 14-1.

13. **Pejcic, A**. A largura da gengiva aderente e a sua variabilidade em pessoas com um estado periodontal saudável. *Ata Stomatologica Naissi.* 2017;33(75): 1703 -1717.

14. **Wyrçbek, B., Orzechowska, A., Cudzilo, D., & Plakwicz, P**. Avaliação das alterações na largura da gengiva em crianças e jovens. Revisão da literatura. *DEV PERIOD MED,* 2015;19(2): 212-216.

15. **Chacko L, Singh S, Choudhary M T V K e Prajapati A** . Comparação de dois métodos de avaliação clínica da largura da gengiva aderente em diferentes regiões da boca em vários grupos etários: *Revista Internacional de Investigação Avançada Atual,* 2019;8(2): 17367-17370.

16. **Joshi P, Dave B, Bargale S, Poonacha KS, Thomas P, et al.** (2018) Prevalência de Stippling Gengival entre Crianças de 4-8 Anos de Idade. *J Oral Health Dent* 2: 204

17. **Pradhan S, Shrestha B**. Correlação entre a largura da gengiva aderente e a manutenção da higiene oral e a saúde gengival. *JNepal Soc Perio OralImplantol.* 2020;4(7):5-9.

18. **Choi, J. J. E., Zwirner, J., Ramani, R. S., Ma, S., Hussaini, H. M., Waddell,**

J. N., & Hammer, N. Mechanical properties of human oral mucosa tissues are site dependent: Uma abordagem combinada biomecânica, histológica e ultra-estrutural. *Investigação clínica e experimental em medicina dentária*, 2020;6(6), 602-611.

19. **Jennes, M. E., Sachse, C., Flügge, T., Preissner, S., Heiland, M., & Nahles, S. (2021)**. Diferenças relacionadas ao gênero e à idade na largura da gengiva anexada e no comprimento da coroa clínica em dentes anteriores. *BMC oral health*, 21(1), 287.

20. **Sreeja S S, Bhandary R, BhatA R, Venugopalan G, Ivaturi M S S**. Uma Inter-relação entre a Largura da Gengiva Fixa, a Profundidade Vestibular e o seu Impacto nos Cuidados de Higiene Dentária. *Journal of Health and Allied Sciences,* 2022;2582-4287.

21. **Baghele ON, Bezalwar KV**. Um estudo para avaliar a prevalência de dentes sem junção mucogengival clinicamente detetável. *JIndian Soc Periodontol* 2022;26:162-8.

22. **Aspalli S , Monisha V R, Desai A, Mahapatra P, Krishna S G S** . Cálculo da largura da gengiva aderida e do biótipo gengival: Variações em relação à idade, género e arco. *Revista Internacional de Investigação Médica e de Saúde,* 2022;8(4):25-31.

23. **Hall W.B**. Situação atual dos enxertos de tecidos moles. *JPeriodontol* 1977;48: 587-97.

24. **Miyasato M, Crigger M, Egelberg J**. Condição gengival em áreas de largura mínima e apreciável de gengiva queratinizada. *J Clin Periodontol.* 1977; 4(3):200-9.

25. **Wennstrom J, Lindhe J**. Role of attached gingiva for maintenance of periodontal health. Cicatrização após procedimentos de excisão e enxerto em cães. *J Clin Periodontol.* 1983 Mar; 10(2):206-21

26. **Shay K**. Denture adhesives. Escolher os pós e pastas corretos. *J Am Dent Assoc* 1991; 122:70-6.

27. Resumo executivo do relatório do Surgeon General dos EUA intitulado "The Health Consequences of Smoking: A Report of the Surgeon General, hospedado no site *do CDC*. Página acedida a 9 de janeiro de 2007.

28. Dental Health, alojado no sítio Web *da British Nutrition Foundation*; 2004. Página acedida a 13 de agosto de 2006.

29. **Rogers, Anthony H**. *Molecular Oral Microbiology Caister Academic Press*; 2008. ISBN 978-1-904455-24-0

30. **Neville, B.W., Damm D, Allen C, Bouquot J**. *Oral & Maxillofacial Pathology.* 2ª edição; 2002. ISBN 0-7216-9003-3.

31. **Esposito SJ**. Estética para pacientes com dentaduras. *J of Pros Dent* 1980; 44(6): 608-15.

32. **Padmini H, Raja KK, Hoe ZY, Teh YJ, Ting CJ**. Correlação da largura da gengiva anexada, profundidade do vestíbulo na saúde gengival e manutenção da higiene oral em jovens adultos da Malásia. *J Clin Diagn Res* 2018;12(11):

33. **Wennstrom J.L. Lindhe J, Sinclair F, Thilander B** . Algumas reacções dos tecidos periodontais ao movimento dentário ortodôntico em macacos. *Journal of Clinical Periodontology* 1987; 14:121-9.

34. **Ainamo J, Loe H**: Caraterísticas anatómicas da gengiva. Um estudo clínico e microscópico da gengiva livre e aderida. *J Periodontol* 1996; 37:5.

35.   **Goldman H**. Terapia periodontal. 6ª ed. *St. Louis:* CVMosby; 1979; 5.

36.   **Hassell TM**. Tecidos e células do periodonto. *Periodontol 2000*. 1993; 3: 9-38

37.   **Rambabu Dudala, Sunanda Halder, Savan Sunari Rajaram, Sandip Kulavi, Shahnaz, Amit De**" Anatomia normal e significado clínico da gengiva anexa: A review", *IJDSIR-January-2021*, Vol.-4, Issue-, P.No.74-79

38.   **Karring T, Cumming BR, Oliver RC, Lo "e H**. A origem do tecido de granulação e o seu impacto nos resultados pós-operatórios da cirurgia mucogengival. *Journal of Periodontology* 1975;46:577- 85.

39.   **Lozdan J, Squier CA**. A histologia da junção mucogengival. *J Periodontal Res* 1969; 4(2):83-93.

40.   **Padmini H, Raja KK, Hoe ZY, Teh YJ, Ting CJ** . Correlação da largura da gengiva anexada, profundidade do vestíbulo na saúde gengival e manutenção da higiene oral em jovens adultos da Malásia. *J Clin Diagn Res* 2018;12(11):

41.   **Tarnow D, Hochman M, Chu S, Fletcher P**. Uma nova definição de gengiva anexada em torno de dentes e implantes em locais saudáveis e doentes. *Int JPeriodont Restor Dent* 2021;41(01):43-49

42.   **Fiorellini JP, Kim DM, Ishikawa SO**. A gengiva. In: Newman, Michael G, Takei HH, Klokkevold PR, e Carranza FA, eds. *Carranza's Clinical Periodontology*. St. Louis: Elsevier Saunders; 2015;12:9-39

43.   **Guglielmoni P, Promsudthi A, Tatakis DN, Trombelli L**. Reprodutibilidade intra e inter-examinadores na avaliação da largura do tecido queratinizado com 3 métodos de determinação da junção mucogengival. *J Periodontol 2001*;72(02):134-139

44.   **Weinmann JP, Meyer J, Mardfin D, Weiss M**. Ocorrência e papel do

glicogénio no epitélio da mucosa alveolar e da gengiva anexa. *Am J Anat* 1959;104:381-402

45. **Tencate AR**. A distribuição da fosfatase ácida, da esterase não específica e dos lípidos nos epitélios orais do homem e do macaco. **Arch *Oral Biol*** 1963;8:747-753

46. **Hall WB**. A gengiva aderida pode ser aumentada de forma não cirúrgica? Quintessence Int, 1982; 4: 455-462.

47. **Halperin-Sternfeld M, Zigdon-Giladi H, Machtei EE**. A associação entre a profundidade vestibular rasa e os parâmetros peri-implantares: um estudo longitudinal retrospetivo de 6 anos. *J Clin Periodontol* 2016;43(03):305-310

48. **Wennstrom J, PiniPrato GP**. Terapia mucogengival cirurgia plástica periodontal. In: Lindhe J, Karring T, Lang N, eds. *Periodontologia Clínica e Dentisteria de Implantes. 4ª ed.* Copenhaga: Blackwell Munksgaard; 2003:576-650.

49. **Grant, D . A. , Stern, I. B. , e Everett, F. G**. : *Orban's Periodontics, ed 3,* p 476, St. Louis, C. V . Mosby Co. , 1968.

50. **Miller, S. C** : *Textbook of Periodontia, ed 3,* pp 63, 96, Philadelphia, The Blakiston Co. , 1950.

51. Orban, B. : Periodontics, ed 1, p 354, St. Louis, C . V . Mosby Co. , 1958.

52. **Thompson, G. , e Beagrie, G**. : Irregularidade dentária e a altura do processo alveolar em crânios. *JPeriodont* Res 44: 500, 1973.

53. **Weinburg, L . A**. : A estética e a gengiva em cobertura total. *JProsthet Dent* 10: 737, 1960.

54. **O'Leary, T. J., Drake, R. B. , Crump, P. P., e Allen , M . F**.: A incidência de

recessão em jovens do sexo masculino; um novo estudo. *JPeriodontol* 42: 264, 1971.

55. **Ainamo A e Ainamo J**. A largura da gengiva aderida em dentes supra-erupcionados. *Journal of PeriodontalResearch* 1978; 13:194-198.

56. **Ainamo A, Ainamo J e Poikkeus R**. Alargamento contínuo da faixa de gengiva anexa dos 23 aos 65 anos de idade. *Journal of Periodontal Research* 1981; 16:595599.

57. **Ainamo J e Loe H**. Caraterísticas anatómicas da gengiva. Um estudo clínico e microscópico da gengiva livre e aderida. *Jornal de Periodontologia* 1966; 37:5-13.

58. **Ainamo J e Talari A**. O aumento com a idade da largura da gengiva aderente. *Journal of Periodontal Research* 1976; 11:182-188.

59. **Armitage GC**. Desenvolvimento de um sistema de classificação para doenças e condições periodontais. *Anais de Periodontologia* 1999; 4:1-6.

60. **Baker DL e Seymour GJ**. A possível patogénese da recessão gengival. Um estudo histológico da recessão induzida no rato. *Jornal de Periodontologia Clínica* 1976; 3:208-219.

61. **Bhatia G, Kumar A, Khatri M, Bansal M e Saxena S**. Avaliação da largura da gengiva aderente utilizando diferentes métodos em vários grupos etários: Um estudo clínico. *Jornal da Sociedade Indiana de Periodontologia* 2015; 19:199-202.

62. **Bouri Jr A, Bissada N, Al-Zahrani MS, Faddoul F e Nouneh I**. Largura da gengiva queratinizada e estado de saúde dos tecidos de suporte em redor de implantes dentários. *Jornal Internacional de Implantes Orais e Maxilofaciais*

2008; 23:323-326.

63. **Bowers GM**. Um estudo sobre a largura da gengiva aderida. *Jornal de Periodontologia* 1963; 34:201-209.

64. Terapia Periodontal - **Goldman e Cohen**, 6ª edição.

65. **Shaju JP, Zade RM**. Largura da gengiva anexa numa população indiana: Um estudo descritivo de 2009. Bangladesh *JMedSci* 2009;8:64-7.

66. **Bimstein E, Eidelman E**. Diferenças dimensionais na gengiva anexa e no sulco gengival na dentição mista. *ASDC JDent Child* 1983;50:264-7.

67. **Gosalind GD, Robertson PB, Mahan C J, Morrison WW, Olson JV**. Thickness Of facial ginigva *JP*. 1977; 48(12):768-71.

68. **Newman MG, Takei HH, Klokkevold PR, Carranza FA** Eds *Carranza's Clinical Periodontology*, 10th (eds.), 2006.

69. **Wennstrom JL, Zucchelli G, Pini GP**. Terapia mucogengival - cirurgia plástica periodontal. In: Lindhe J, Lang NP, Karring T, editores. *Periodontologia Clínica e Dentisteria de Implantes*. 5.ª ed. Oxford: Blackwell Munksgaard Publishers; 2008. p. 956-7.

70. **Hilming F, Jervoe P**. Extensão cirúrgica da profundidade vestibular. Sobre os resultados em várias regiões da boca em pacientes periodontais. *Tandlaegebladet* 1970; 74: 329- 343.

71. **Guglielmoni P, Promsudthi A, Tatakis DN, Trombelli L**. Reprodutibilidade intra e interexaminadores na avaliação da largura do tecido queratinizado com 3 métodos de determinação da junção mucogengival. *J Periodontol* 2001; 72: 134- 139.

72. **Bowers. G, M**. Um estudo da largura da gengiva anexada. *Jornal de*

Periodontologia, 1963; 47:412-414.

73. **Voigt JP, Goran ML, Flesher RM**. A largura da gengiva anexa mandibular lingual. *J periodontal.* 1978; 49:77-80.

74. **Ainamo A**: Influência da idade na localização da Junção Mucogengival maxilar. *J Periodont Res* 1978; 13:189.

75. **Ainamo A, Ainamo J**: A largura da gengiva anexa em dentes supra-erupcionados. *J Periodont Res* 1978; 13:194.

76. **Ainamo j, talari A**: o aumento com a idade da largura do gineceu aderente. *J periodontal Res* 1976; 11:182.

77. **Anna Andlin-Sobocki**, Changes of facial gingival dimensions in children Um estudo longitudinal de 2 anos. *Journal of Clinical Periodontology* março de 1993; 20(3):212-218.

78. **Ericsson I, Lindhe J**. Recessão em locais com largura inadequada da gengiva queratinizada. Um estudo experimental no cão. *Journal of Clinical Periodontology* 1984;11:95-103.

79. **Wennstrom JL**. Ausência de associação entre a largura da gengiva aderida e o desenvolvimento de recessão dos tecidos moles. Um estudo longitudinal de 5 anos. *Journal of Clinical Periodontology* 1987;14:181-4.

80. **Lindhe J, Nyman S**. Alterações da posição do tecido mole marginal após cirurgia periodontal. *Journal of Clinical Periodontology* 1980;7:525-30.

81. **Baker DL, Seymour GJ.** A possível patogénese da recessão gengival. Um estudo histológico da recessão induzida no rato. *Journal of Clinical Periodontology* 1976;3:208-19.

82.   **Rajapakse PS, McCracken GI, Gwynnett E, Steen ND, Guentsch A, Heasman**

PA. A escovagem de dentes influencia o desenvolvimento e a progressão da recessão gengival não inflamatória? Uma revisão sistemática. *Journal of Clinical Periodontology* 2007;34:1046-61.

83.   **Stetler KJ, Bissada NF**. Importância da largura da gengiva queratinizada no estado periodontal de dentes com restaurações submarginais. *Jornal de Periodontologia* 1987;58:696-700.

84.   **Hall WB**. A gengiva aderida pode ser aumentada de forma não cirúrgica? Quintessence Int, 1984; 4: 455-462.

85.   **Lang NP, Loe H**. A relação entre a largura da gengiva queratinizada e a saúde gengival. *Journal of Periodontology* 1972;43:623-7.

86.   **Miyasato M, Crigger M, Egelberg J**. Condição gengival em áreas de largura mínima e apreciável de gengiva queratinizada. *Journal of Clinical Periodontology* 1977;4:200-9.

87.   **Wennstrom J, Lindhe J**. Role of attached gingiva for maintenance of periodontal health. Cicatrização após procedimentos de excisão e enxerto em cães. *Journal of Clinical Periodontology* 1983;10:206-21.

88.   **Wennstrom J, Lindhe J**, Nyman S. Papel da gengiva queratinizada na saúde gengival. Estudo clínico e histológico de tecido gengival normal e regenerado em cães. *Journal of Clinical Periodontology* 1981;8:311-28.

89.   **Freedman AL, Green K, Salkin LM, Stein MD, Mellado JR**. Um estudo longitudinal de 18 anos de defeitos mucogengivais não tratados. *Journal of Periodontology* 1999;70:1174-6.

90. **Dorfman HS, Kennedy JE, Bird WC**. Avaliação longitudinal de enxertos gengivais autógenos livres. *Journal of Clinical Periodontology* 1980;7:316-24.

91. **Hangorsky U, Bissada NF**. Avaliação clínica da eficácia do enxerto gengival livre na manutenção da saúde periodontal. *Jornal de Periodontologia* 1980;51:274-8.

92. **Rose ST, App GR**. Um estudo clínico do desenvolvimento da gengiva aderida ao longo do aspeto facial dos dentes anteriores maxilares e mandibulares na dentição decídua de transição e permanente. *J Periodontol.* 1973;44:131-149.

93. **Bowers GM**. Um estudo sobre a largura da gengiva aderida. *J Periodontol.* 1963;34:201- 209.

94. **Hall WB**. O estado atual dos problemas mucogengivais e a sua terapia. *J Periodontol.* 1981;52,5:69-75.

95. **Andlin-Sobocki A**. Alterações das dimensões gengivais faciais em crianças. *J Clin Periodontol.* 1993;20:212-218.

96. **Tenenbaum H, Tenenbaum M**. Um estudo clínico da largura da gengiva aderente nas dentições decídua, de transição e permanente. *J Clin Periodontol.* 1986;13:270- 275

97. **Bimstein E. Eidelman E**. Alterações morfológicas na gengiva aderida e queratinizada e no sulco gengival no período da dentição mista. Um estudo longitudinal de cinco anos. ***J Clin Periodontol.*** 1988;15:175-179.

98. **Bimstein E, Eidelman E**. Di!erença dimensional no sulco gengival e anexado na dentição mista. *ASDC JDent Child.* 1983;50:264-267.

99. **Ochsenbein C, Maynard JG**. O problema da gengiva aderida em crianças. *ASDC J Dent Child.* 1974;41,4:263-272.

100. **Van der Velden U**. Força de sondagem e a relação da ponta da sonda com os tecidos periodontais. *J Clin Periodontol*. 1979;6:106-114.

101. **Sayrafi M, Sadeghi N, Haghighat M**. Um estudo clínico da largura da gengiva anexa e da profundidade do sulco gengival na dentição primária, mista e permanente. *Jornal da Associação Dentária Islâmica* 1999;11:9-19.

102. **Srivastava B, Chandra S, Jaiswal JN, Saimbi CS, Srivastava D**. Estudo transversal para avaliar as variações na gengiva aderente e no sulco gengival nos três períodos da dentição. *JClin Pediatr Dent*. 1990;15:17-24.

103. **Saario M, Ainamo A, Mattila K, Suomalainen K, Ainamo J**. A largura da gengiva anexa definida radiologicamente sobre os dentes decíduos. *J Clin Periodontol*. 1995;22:895-898.

104. **Saario M, Ainamo A, Mattila K, Ainamo J**. A largura da gengiva fixa definida radiologicamente sobre os dentes permanentes em crianças. *J Clin Periodontol*. 1994;21,10:666-669.

105. **Oh S-L** Gengiva anexa: histologia e aumento cirúrgico. *Gen Dent*. 2009;57:381-5; quiz 386-7

106. **Bhatia G, Kumar A, Khatri M, Bansal M, Saxena S**. Avaliação da largura da gengiva aderente utilizando diferentes métodos em vários grupos etários: um estudo clínico. *J Indian Soc Periodontol*. 2015;19:199-202

107. **Ainamo J, Loe H**. Caraterísticas anatómicas da gengiva. Um estudo clínico e microscópico da gengiva livre e aderente. *JPeriodontol*. 1966;37:5-13.

108. **Ainamo J, Talari A**. The increase with age of the width of attached gingiva. *J Periodont Res*. 1976;11:182-8.

109. **Ainamo A, Ainamo J, Poikkeus R.** Alargamento contínuo da faixa de gengiva

anexa dos 23 aos 65 anos de idade. *J Periodont Res.* 1981;16:595-9

110. **Alhajj WA.** Fenótipos gengivais e a sua relação com a idade, o género e outros factores de risco. *BMC Oral Health.* 2020;20:87

111. **Kolte R, Kolte A, Mahajan A.** Avaliação da espessura gengival em função da idade, género e localização da arcada. *JIndian Soc Periodontol.* 2014;18:478-81.

112. **Shaju JP, Zade RM.** Largura da gengiva anexa numa população indiana: Um estudo descritivo. Bangladesh *JMedSci.* 2009;8:64-7

113. **Morrow LA, Robbins JW, Jones DL, Wilson NH.** Alterações no comprimento da coroa clínica entre os 12 e os 19 anos de idade: um estudo longitudinal. *JDent.* 2000;28:469- 73.

114. **Volchansky A, Cleaton-Jones P.** Altura (comprimento) da coroa clínica - uma revisão das medições publicadas. *JClinPeriodontol.* 2001;28:1085-90.

115. **Andlin-Sobocki A, Bodin L.** Alterações dimensionais da gengiva relacionadas com mudanças de posição facial/lingual dos dentes anteriores permanentes de crianças. Um estudo longitudinal de 2 anos. *J Clin Periodonto* 1993;20:219-224.

116. **Geiger AM.** Problemas mucogengivais e o movimento dos incisivos mandibulares: uma revisão clínica. *Am JOrthod.* 1980;78:511-527.

117. **Wennstrom JL.** Ausência de associação entre a largura da gengiva aderida e o desenvolvimento de recessão tecidual. Um estudo longitudinal de 5 anos. *J Clin Periodontol.* 1987;14:181- 184.

118. **Kennedy J, Bird WC, Palcanis KG, Dorfman HS** . Uma avaliação longitudinal de diferentes larguras de gengiva anexa. *J Clin Periodontol.*

1985;12:667-675.

119.   **Maynard JG Jr, Ochsenbein C**. Problemas mucogengivais, prevalência e terapia em crianças. *J Periodontol.* 1975;46:543-552.

120.   **Serio FG, Hawley CE**. Manual de periodontia clínica da Lexi-Comp: *Um guia de referência para diagnóstico e tratamento, ed. 2.* Hudson, Lexi comp; 2002:95.

121.   **Langer B, Langer L**. Enxerto de tecido conjuntivo subepitelial para recobrimento radicular. *J periodontol* 1985; 56(12):715-720.

122.   **Lang, N . P., e Loe, H.** The relationship between the width of the attached gingiva and gingival health. *J Periodontol* 43: 623 , 1972 .

123.   **Friedman M.T. Barber PM, Mordan NJ, Newman HN**. A "zona livre de placas" In

         saúde e doença: um estudo ao microscópio eletrónico de varrimento. *J Periodontol.* 1992;

         63:890-896.

124.   **Lang, N.P. & Loe, H. 1972**. The relationship between the width of keratinized Gingiva and gingival health./, *Periodontol.43:* 623-627.

125.   **Hall W.B**. Situação atual dos enxertos de tecidos moles. *J Periodontol* 1977;48:587-97.

126.   **Ericsson I, Lindhe J**. Recessão em locais com largura inadequada da gengiva queratinizada. Um estudo experimental num cão. *Journal of Clinical Periodontology* 1984; 11:95-103.

127.   **Miyasato M, Crigger M, Egelberg J**, Condição gengival em áreas de largura mínima e apreciável de gengiva queratinizada. *J Clin Periodontol.* agosto de

1977; 4(3):200-9.

128. **Lang NP, Loe H**. A relação entre a largura da gengiva queratinizada e a saúde gengival. *Journal of Periodontology* 1972;43:623-7.

129. **Claffey N, Shanley D**. Relação entre a espessura gengival e a hemorragia e a perda de ligação à sondagem em locais pouco profundos após terapia periodontal não cirúrgica. *Journal of Clinical Periodontology* 1986;13:654-7.

130. **Hwang D, Wang HL**. A espessura do retalho como fator de previsão do recobrimento radicular: uma revisão sistemática. *Journal of Periodontology* 2006;77:1625-34.

131. **Cortellini P, Tonetti M**. Foco nos defeitos intra-ósseos: regeneração tecidular guiada. *Periodontologia 2000* 1999;22:104-32.

132. **Roccuzzo M, Bunino M, Needleman I, Sanz M**. Cirurgia plástica periodontal para o tratamento de recessões gengivais localizadas: uma revisão sistemática. *Journal of Clinical Periodontology* 2002;29:178-94.

133. **Chambrone L, Chambrone D, Pustiglioni FE, Chambrone LA, Lima LA**. Os enxertos de tecido conjuntivo subepitelial podem ser considerados o procedimento padrão-ouro no tratamento de defeitos de recessão Classe I e II de Miller? *Journal of Dentistry* 2008;36:659-71.

134. **Florellini JP, Kim DM, Ishikawa SO**. A gengiva. In: Newman, Michael G, Henry H Takei, Perry R. Klokkevold, e Fermin A. arranza. Carranza's clinical periodontology. *St. Louis. Elsevier Saunders*. 2015; 12:9-39.

135. **Wennstrom J ,Lindhe J.** Plaque-indduced gingival inflammation in the absence of attached gingiva in dogs. *J Clin periodontal* 1983 maio (3): 266-76

136. **Anderegg et al** Espessura gengival em regeneração de tecido guiada e recessão

associada em defeitos de furca facial. *JP* 1995 maio; 66(5): 397-402.

137.	**Afshar-Mohajer, K. & Stahi, S. S. (1977)** The remodeling of human gingival tissues following gingivectomy. *Jornal de Periodontologia* 48, 135-139.

138.	**Armitage, G. C, Svanberg, G. K. & Loe, H. (1977)** Avaliação microscópica das medições clínicas dos níveis de fixação do tecido conjuntivo. *Jornal de Periodontologia Clínica* 4, 173-190.

139.	**Bell, L. A., Valluzzo, T. A., Garnick, J. J. & Pennel, B. M. (1978)** The presence of "creeping attachment" in human gingiva. *Journal of Periodontology* 49,513-517.

140.	**Goldman H**. Terapia periodontal. 6ª ed. *St. Louis: CVMosby*; 1979; 5

141.	**Berglundh T, Lindhe J, Ericsson I, Marinello CP, Liljenberg B, Thomsen P.** A barreira de tecido mole em implantes e dentes. *Clinical Oral Implants Research* 1991;2:81- 90.

142.	**Krygier G, Glick PL, Versman KJ, Dahlin CJ, Cochran DL**. Para minimizar as complicações, é essencial que os pilares dos implantes estejam rodeados por tecido queratinizado? *International Journal of Oral Maxillofacial Implants* 1997;12:127.

143.	**Adell R, Lekholm U, Rockler B, Branemark PI, Lindhe J, Eriksson B, et al.** Reacções dos tecidos marginais em fixações de titânio osseointegradas (I). Um estudo prospetivo longitudinal de 3 anos. *International Journal of Oral Maxillofacial Implants* 1986;15:39-52.

144.	**Albrektsson T, Zarb G, Worthington P, Eriksson AR**. A eficácia a longo prazo dos implantes dentários atualmente utilizados: uma revisão e critérios de sucesso propostos. *International Journal of Oral Maxillofacial Implants*

1986;1:11-25.

145. **Zigdon H, Machtei EE**. As dimensões da mucosa queratinizada à volta dos implantes afectam os parâmetros clínicos e imunológicos. *Investigação Clínica sobre Implantes Orais* 2008;19:387-92.

146. **Warrer K, Buser D, Lang NP, Karring T**. Periimplantite induzida por placa na presença ou ausência de mucosa queratinizada. Um estudo experimental em macacos. *Clinical Oral Implants Research* 1995;6:131-8.

147. **Strub JR, Gaberthu el TW, Grunder U**. The role of attached gingiva in the health of peri-implant tissue in dogs. 1. Achados clínicos. *International Journal of Periodontics & Restorative Dentistry* 1991;11:317-33.

148. **Wennstrom JL, Bengazi F, Lekholm U**. A influência da mucosa mastigatória na condição dos tecidos moles peri-implantares. *Clinical Oral Implants Research* 1994;5:1-8.

149. **Mericske-Stern R, Steinlin Schaffner T, Marti P, Geering AH**. Aspectos da mucosa peri-implantar dos implantes ITI que suportam sobredentaduras. Um estudo longitudinal de cinco anos. *Clinical Oral Implants Research* 1994;5:9-18.

150. **Adibrad M, Shahabuei M, Sahabi M**. Significância da largura da mucosa queratinizada no estado de saúde do tecido de suporte à volta de implantes que suportam sobredentaduras. *Journal Oral Implantology* 2009;35:232-7.

151. **Bouri Jr A, Bissada N, Al-Zahrani MS, Faddoul F, Nouneh I**. Largura da gengiva queratinizada e estado de saúde dos tecidos de suporte em redor de implantes dentários. *International Journal of Oral Maxillofacial Implants* 2008;23:323-6.

152. **Kim BS, Kim YK, Yun PY, Yi YJ, Lee HJ, Kim SG, et al.** Avaliação da resposta dos tecidos periimplantares de acordo com a presença de mucosa queratinizada. *Oral Surgery Oral Medicine Oral Pathology Oral Radiology and Endodontics* 2009;107:e24-8.

153. **Schrott AR, Jimenez. Hwang JW, Fiorellini J, Weber HP.** Avaliação de cinco anos da influência da mucosa queratinizada na saúde e estabilidade dos tecidos moles peri-implantares à volta de implantes que suportam próteses madibulares de arcada completa. *Clinical Oral Implant Research* 2009;20:_170-7.

154. **Chung DM, Oh TJ, Shotwell JL, Misch CE, Wang HL.** Significância da mucosa queratinizada na manutenção de implantes dentários com diferentes superfícies. *Journal of Periodontology* 2006;77:1410-20.

155. **Roos-Jansaker AM, Renvert H, Lindahl C, Renvert S.** Seguimento de nove a catorze anos do tratamento com implantes. Parte III: factores associados a lesões peri-implantares. *Jornal de Periodontologia Clínica* 2006;33:296-301.

156. **Cairo F, Pagliaro U, Nieri M.** Gestão de tecidos moles em locais de implantes. *Journal of ClinicalPeriodontology* 2008;35:163-7.

157. **Esposito M, Grusovin MG**, Maghaireh H, Coulthard P, Worthington HV. Intervenções para a substituição de dentes em falta: gestão de tecidos moles para implantes dentários. *Revisão Sistemática da Base de Dados Cochrane* 2007;18:CD006697.

158. **Thoma DS, Benic GI, Zwahlen M, Hammerle CHF, Jung RE.** Uma revisão sistemática que avalia as técnicas de aumento de tecidos moles. *Clinical Oral Implants Research* 2009;20(Suppl. 4):146-65.

159. **Palacci P, Nowzari H**. Melhoria dos tecidos moles à volta dos implantes dentários. *Periodontologia* 2000 2008;47:113-32.

160. **Wennstrom JL, Derks J**. Existe necessidade de mucosa queratinizada à volta dos implantes para manter a saúde e a estabilidade dos tecidos? *Clin. Oral Implants Res.* 23 (Suppl. 6): 2012, 136- 146.

161. **Schroeder, H.E. & Listgarten, M.A. (1997)**. Os tecidos gengivais: a arquitetura da proteção periodontal. *Periodontologia* 2000; 13: 91-120.

162. **James RA, Schultz RL**: Hemidesmossoma e a adesão de células epiteliais juncionais a implantes metálicos - um relatório preliminar, *J Oral Implantology;* 1974; 4:294-302.

163. **Schroeder, H.E. & Listgarten, M.A.** (1997). Os tecidos gengivais: a arquitetura da proteção periodontal. *Periodontologia* 2000; 13: 91-120.

164. **Meffert RM, Langer B, Fritz ME**: Implante dentário: uma revisão, *J Periodontol.* 1992; 63(11):859-70

165. **Mehdi Adibrad, Mohammad Shahabu, Mahasti Sahabi**, significância da largura da mucosa queratinizada no estado de saúde do tecido de suporte em torno de implantes Suportando overdentures; *J Oral Implantol* (2009) 35 (5): 232-237;

166. **Adell R, Lekholm U, Rockler B, Branemark P-I, Lindhe J, Eriksson B, Sbordone**
L. Recessão de tecido marginal em fixações de titânio osseointegradas (I). Um estudo prospetivo longitudinal de 3 anos. *Int J oral maxillofacial surgery.* 1986; 15: 39-52.

167. **Lindhe J, Berglundh T, Ericsson I, Liljenberg B, Marinello C** . Quebra

experimental dos tecidos peri-implantares e periodontais. Um estudo num cão beagle. *Clin Oral Implants Res*. 1992; 3:9-16.

168. **Bouri A Jr, Bissada N, Al-Zahrani MS, Faddoul F, Nouneh I**. Largura da gengiva queratinizada e estado de saúde dos tecidos de suporte em redor de implantes dentários. *Int J Oral Maxillofac Implants*. 2008 Mar-Abr; 23(2):323-6.

169. **Wennstrom JL**. Considerações mucogengivais no tratamento ortodôntico. *Semin Orthod*. 1996 Mar; 2(1):46-54.

170. **Wennstrom J, Lindhe J**. Plaque-induced gingival inflammation in the absence of attached gingiva in Dogs. *J Clin Periodontol*. 1983; 10(3):266-276.

171. **Wennstrom J, Lindhe J**. Role of attached gingiva for maintenance of periodontal health. Healing Following excisional and grafting procedures in dogs (Cicatrização após procedimentos de excisão e enxerto em cães). *J Clin Periodontol*. 1983; 10(2):206-221

172. **Mehta P, Lim LP**. A largura da gengiva anexa - muito barulho por nada? *J Dent*. 2010 Jul; 38(7):517-25.

173. **Bollen AM**. Efeitos das más oclusões e da ortodontia na saúde periodontal: evidências de uma revisão sistemática. *Journal of Dental Education* 2008;72:912-8.

174. **Maynard JG Jr, Ochsenbein C**. Problemas mucogengivais, prevalência e terapia em crianças. *J Periodontol*. 1975;46:543-552.

175. **Ochsenbein C, Maynard JG**. O problema da gengiva aderida em crianças. *ASDC J Dent Child*. 1974;41,4:263-272.

176. **Tenenbaum H, Tenenbaum M**. Um estudo clínico da largura da gengiva

aderente nas dentições decídua, de transição e permanente. *J Clin Periodontol.* 1986;13:270- 275.

177. **Bimstein E, Eidelman E.** Diferença dimensional no sulco gengival e anexado na dentição mista. *ASDC JDent Child.* 1983;50:264-267.

178. **Bimstein E, Machtei E, Eidelman E.** Di!erenças dimensionais na gengiva aderida e queratinizada e no sulco gengival na dentição permanente precoce: um estudo longitudinal. *J Pedod.* 198; primavera, 10(3):247-253.

179. **Vincent JW, Machen JB, Levin MP.** Avaliação da gengiva aderida utilizando o teste de tensão e medições clínicas. *J Periodontol.* 1976;47:412-414.

180. **Bimstein E, Eidelman E.** Diferença dimensional no sulco gengival e anexado na dentição mista. *ASDC JDent Child.* 1983;50:264-267.

181. **Abrishami MR, Akbarzadeh A.** Largura gengival anexa e profundidade do sulco gengival em três sistemas de dentição. *Journal Dental School* 2013;31:142-149.

182. **Powell RN, McEmery TM.** Um estudo longitudinal da recessão gengival isolada na região do incisivo central inferior de crianças com idades compreendidas entre os 6 e os 8 anos. *J Clin Periodontol.* 1982;9:357-364.

183. **Andlin-Sobocki A, Marcusson A,** Persson M. 3-year observations on gingival recession in mandibular incisors in children. *JClin Periodontol.* 1991;18,3:155-159.

184. **Wennstrom JL.** "O significado da largura e espessura da gengiva no tratamento ortodôntico. *Dtsch Zahnarztl Z.* 1990;45,3:136-141.

185. **Bimstein E, Machtei E, Becker A.** A gengiva anexa em crianças: considerações de diagnóstico, desenvolvimento e ortodontia para o seu

tratamento. *ASDC J Dent Child.* 1988;55:351-356.

186. **Andlin-Sobocki A, Bodin L**. Alterações dimensionais da gengiva relacionadas com mudanças de posição facial/lingual dos dentes anteriores permanentes de crianças. Um estudo longitudinal de 2 anos. *J Clin Periodonto* 1993;20:219-224.

187. **Andlin-Sobocki A**. Alterações das dimensões gengivais faciais em crianças. *J Clin Periodontol.* 1993;20:212-218.

188. **Ramfjord SP, Ash MM**. Periodontology and Periodontics. *Philadelphia: WB Saunders*, 1979.

189. **Serio FG, Hawley CE**. Manual de periodontia clínica da Lexi- Comp: Um guia de referência para diagnóstico e tratamento, ed. 2. *Hudson, Lexi comp*; 2002:95.

190. **Langer B, Langer L**. Enxerto de tecido conjuntivo subepitelial para recobrimento radicular. *J periodontol* 1985; 56(12):715-720.

191. **Jung RE, Ioannidis A, Hammerle CHF, Thoma DS. Preservação do rebordo alveolar na zona estética**. *Periodontol 2000.* 2018 Jun;77(1):165-175.

192. **Chambrone L, de Castro Pinto RCN, Chambrone LA**. Os conceitos de evidência cirurgia plástica periodontal baseada em evidências: Aplicação dos princípios da medicina dentária baseada em evidências para o tratamento de defeitos do tipo recessão. *Periodontol 2000.* 2019 Fev;79(1):81-106.

193. **Tovarovic L, Milinkovic I**. Avaliação das caraterísticas da cicatriz da mucosa após cirurgia plástica periodontal. *in Stomatoloski glasnik Srbije.*

2019;66(2):66-71.

194. **Rakasevic DL, Milinkovic IZ, Jankovic SM, Soldatovic IA, Aleksic ZM, Nikolic-Jakoba NS.** A utilização de matriz dérmica porcina de colagénio e enxerto de tecido conjuntivo com a técnica do túnel coronalmente avançado modificada no tratamento de recessões gengivais múltiplas adjacentes do tipo I: Um ensaio clínico randomizado e controlado. *J Esthet Restor Dent.* 2020 Oct;32(7):681-690

195. **Singh AK, Mali DK.** Técnica de eversão do periósteo versus técnica de enxerto de tecido conjuntivo subpedicular para cobertura radicular de recessões gengivais: Um estudo aleatório de boca dividida. *Natl JMaxillofac Surg.* 2020 Jan-Jun;11(1):81-88.

196. **Zucchelli G, Tavelli L, McGuire MK, Rasperini G, Feinberg SE, Wang HL, Giannobile WV.** Autogenous soft tissue grafting for periodontal and peri-implant plastic surgical reconstruction (Enxerto de tecido mole autógeno para reconstrução cirúrgica periodontal e plástica peri-implantar). *JPeriodontol. 2020* Jan;91(1):9-1

197. **Rana MF.** Cirurgia plástica periodontal como suporte para terapias regenerativas. *J Islam Int Med Coll* 2021 março; 16:1

198. **Holtzman LP, Blasi G, Rivera E, Herrero F, Downton K, Oates T.** Gingival Thickness and Outcome of Periodontal Plastic Surgery Procedures (Espessura gengival e resultados dos procedimentos de cirurgia plástica periodontal): Uma análise de metaregressão. *JDR Clin Trans Res.* 2021 Jul;6(3):295-310.

199. **Sordahl AJ, Verket A.** Utilização pelo paciente e pelos profissionais da pontuação estética do recobrimento radicular (RES) e a sua relação com a

satisfação do paciente após cirurgia plástica periodontal. *BMC Oral Health* 2022;22(1): 295.

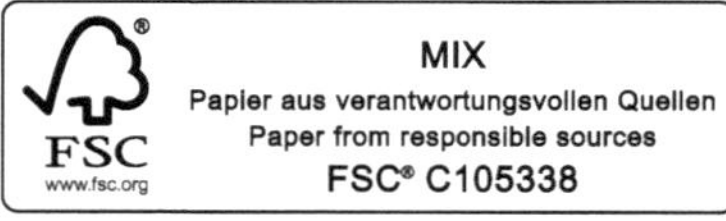

Printed by Books on Demand GmbH, Norderstedt / Germany